HNO pocket

Autor
Dr. med. Thomas Braun
Klinik und Poliklinik für Hals-Nasen-Ohrenheilkunde
Ludwig-Maximilians-Universität München
Marchioninistraße 15
81377 München
thomas.braun@med.uni-muenchen.de

Redaktion: Gabriele Keller
Herstellung: Alexander Storck, Anne Herhold, Maximilian Jadrnicek
Titelbild: © psdesign1 - Fotolia.com

Die Deutsche Nationalbibliothek verzeichnet diese Publikation in der Deutschen Nationalbibliografie; detaillierte bibliografische Daten sind im Internet über <http://dnb.ddb.de> abrufbar.

1. Auflage, Januar 2013
ISBN 978-3-89862-745-0
Druck: Ömür printing comp., Istanbul

Vorwort zur 1. Auflage

Sehr geehrte Kolleginnen und Kollegen,

das vorliegende „HNO pocket" soll ein nützlicher Begleiter für die Kitteltasche während Studium und Weiterbildung sein. Die wesentlichen praxisrelevanten Fakten aus der Hals-Nasen-Ohrenheilkunde wurden auf rund 140 Seiten übersichtlich zusammengefasst. Selbstverständlich bleibt es allein Lehrbüchern der Hals-Nasen-Ohrenheilkunde vorbehalten, Grundlagenwissen zu vermitteln und die Vielfalt unseres Fachgebiets umfassend abzudecken.

Abkürzungen aus unserem Fachgebiet sucht man bekanntlich in den gängigen medizinischen Abkürzungsverzeichnissen oft vergeblich. Diese Lücke schließt das „HNO pocket" durch die Auflistung von mehr als 1000 Abkürzungen, die HNO-Ärzte, Phoniater und Audiologen im deutschen und angloamerikanischen Sprachraum verwenden.

Herrn Prof. Dr. med. Andreas Leunig, München/Starnberg, und Frau cand. med. Franziska Dirr, München, danke ich sehr herzlich für die konstruktiv-kritische Prüfung des Manuskripts.

Sollten Sie für Sie in Klinik oder Praxis relevante Inhalte vermissen, so lassen Sie es mich bitte wissen!

Dr. med. Thomas Braun — München, im Februar 2013

Weitere Titel dieser Reihe:

Affektive Störungen XXS pocket
Akupunktur pocket
Anästhesie XXS pocket
Antiinfektiva XXS pocket
Arzneimittel pocket
Arzneimittel pocket plus
Arzneimittel Pädiatrie pocket
Arzneimittel Phytotherapie pocket
Arzneimittel Rettungsdienst pocket
Asthma XXS pocket
COPD XXS pocket
Dermatologie pocket
Diabetes mellitus XXS pocket
Differenzialdiagnose pocket
Dolmetscher Medizin pocket
EKG pocket
EKG Fälle pocket
Epilepsie XXS pocket
Gastroenterologie XXS pocket
Hämatologie XXS pocket
Homöopathie pocket
Homöopathie für Kinder pocket
Infektionen XXS pocket
Kardiologie XXS pocket
Labormedizin pocket
Medizinisches Englisch pocket
Medizinisches Französisch pocket
Medizinisches Italienisch pocket
Medizinisches Spanisch pocket
Neurologie XXS pocket
Normalwerte pocket
Notaufnahme Innere Medizin pocket
Notfallmedikamente pocket
Organspende und Transplantationsmedizin XXS pocket
Pädiatrie XXS pocket
Pneumologie pocket
Pneumonie XXS pocket
Regionalanästhesie XXS pocket
Thrombose/Embolie XXS pocket
Wörterbuch Medizin pocket

Börm Bruckmeier Verlag im Internet:

www.media4u.com

1 Ohr

1.1 Befunderhebung

1.1.1 Anamnese und klinische Untersuchung

Anamnese	
Otalgie, Druckgefühl, Otorrhoe, Hyp-/Hyperakusis, Tinnitus, Autophonie, Vertigo (genau charakterisieren lassen), Vorerkrankungen des Ohrs, Voroperationen, ggf. familiäre Schwerhörigkeiten	
Klinische Untersuchung	
Inspektion	Ohrmuschel/Mastoid (Entzündungszeichen, Deformitäten, Tumoren)
Palpation	Druckschmerz Tragus, Klopfschmerz Mastoid
Ohrmikroskopie, ggf. Gehörgangs-endoskopie	• **Gehörgang:** Cerumen, reizlos/trocken/feucht, Sekret, Pilz-rasen, Blut, Granulationen, Polypen, Exostosen, Tumoren • **Trommelfell** - Intakt/retrahiert/vorgewölbt/atroph/verdickt/perforiert - Reizlos/differenziert/transparent/matt/gerötet / entdifferenziert - Kalkablagerungen, atrophe Narben, Retraktionen (vollständig/unvollständig einsehbar), Cholesteatomschuppen, Polypen, Beweglichkeit bei Valsalva-Versuch, Paukenröhrchen in situ • **Mittelohr:** belüftet/Bläschen/Spiegel/Hämatotympanon, Gefäßtumor, Extrusion Mittelohrprothese

1.1.2 Funktionsdiagnostik

Hörprüfungen
Stimmgabelprüfung (a^1 = 440 Hz)
Weber-Versuch (Stimmgabel auf Scheitel) • Grobe Differenzierung zwischen Schallleitungs- und Schallempfindungs-Schwerhörigkeit • Ton mittig: Hinweis auf symmetrisches Gehör • Lateralisation zum besser hörenden Ohr: Hinweis auf Schallempfindungs-Schwerhörigkeit • Lateralisation zum schlechter hörenden Ohr: Hinweis auf Schallleitungs-Schwerhörigkeit **Rinne-Versuch** • Orientierende Abklärung bei V. a. Schallleitungs-Schwerhörigkeit • Lautheitsvergleich Knochenleitung (Stimmgabel auf Mastoid) versus Luftleitung (Stimmgabel vor Gehörgangseingang): - Rinne positiv (Ton über Luftleitung lauter): Hinweis auf Normalhörigkeit oder Schallempfindungs-Schwerhörigkeit - Rinne negativ (Ton über Knochenleitung lauter): Hinweis auf Schallleitungs-Schwerhörigkeit **Cave:** Rinne negativ auch bei einseitiger Ertaubung durch Überhören der Knochenleitung auf das Gegenohr!
Tympanogramm
Compliance des Trommelfells bei verschiedenen Drücken im äußeren Gehörgang (Sondenton meist 220 Hz); Klassifikation nach Jerger • **Typ A:** Kurve gipfelbildend, Mittelohrdruck normal (Gipfel zwischen ± 100 mm WS) • **Typ B:** flache Kurve (Paukenerguss, Adhäsivprozess, Trommelfellperforation, offenes Paukenröhrchen in situ) • **Typ C:** Kurve gipfelbildend im Unterdruckbereich (Tubenventilationsstörung)
Stapediusreflexe
Veränderung der Trommelfellcompliance bei ipsi- und kontralateraler Beschallung (meist bei 0,5, 1, 2 und 4 kHz gemessen, bei tieferen Frequenzen Reflex konstanter vorhanden) • **Reflexschwelle normal (70–90 dB)** bei Normakusis und cochleärer Schwerhörigkeit < 55 dB (Recruitment-Äquivalent), evtl. bei zentraler Schwerhörigkeit

- **Reflexschwelle erhöht** bei cochleärer Schwerhörigkeit > 55 dB, Schallleitungs-Schwerhörigkeit > 30 dB, beginnender neuraler Schwerhörigkeit
- **Reflexe ausgefallen** bei cochleärer Schwerhörigkeit weit > 55 dB, Schallleitungs-Schwerhörigkeit > 30 dB (Ausnahme: bei Stapesschenkelfraktur Reflex evtl. erhalten trotz Schallleitungskomponente > 30 dB), neuraler Schwerhörigkeit, Fazialisparese, Stapediusaplasie

Cave: bei V. a. Hörsturz/akutem Tinnitus keine Reflexmessung wegen der Gefahr der Haarzellschädigung!

Otoakustische Emissionen (OAE)

„Arbeitsgeräusche äußerer Haarzellen" → nur breitbandig nachweisbare OAE sind normal; Kriterien der Nachweisbarkeit: Signal-Rausch-Abstand > 6 dB, Reproduzierbarkeit > 60 %; bei fehlender Nachweisbarkeit Störpegel bewerten (hoher Störpegel: wahrscheinlich schlechte Messbedingungen). Auffällige Messungen können durch Schallleitungs- und Schallempfindungs-Schwerhörigkeiten erklärt sein!

- **Transitorisch evozierte otoakustische Emissionen (TEOAE)** nachweisbar: Hörverlust maximal 30 dB
- **Distorsionsprodukte otoakustischer Emissionen (DPOAE)** nachweisbar: Hörverlust maximal 50 dB (bei Hörverlusten < 50 dB sind die Pegel im Vergleich zur Norm meist erniedrigt)

Tonschwellenaudiogramm

Bestimmung der Hörschwelle für Sinustöne, gemessen mit Luftleitungs- (0,125–10 kHz) und Knochenleitungshörer (0,250–6 kHz);
Einheit der Hörschwelle: dB HL (Hearing Level); relative Einheit: 0 dB HL ist in jeder Frequenz die Schwelle eines normal hörenden Kollektivs; in der absoluten Einheit dB SPL (Sound Pressure Level) ist die Hörschwelle frequenzabhängig, für Luft- und Knochenleitung unterschiedlich und somit unpraktisch auszuwerten.

- **Normakusis:** Luft- und Knochenleitungsschwelle verlaufen ohne Differenz zwischen ± 10 dB
- **Schallleitungs-Schwerhörigkeit:** Differenz zwischen Luft- und Knochenleitungsschwelle
- **Schallempfindungs-Schwerhörigkeit:** keine Differenz zwischen Luft- und Knochenleitungsschwelle, Hörschwelle schlechter als 10 dB
- **Kombinierte Schwerhörigkeit**

Cave: Eine Schallempfindungs-Schwerhörigkeit kann cochleär und retrocochleär bedingt sein!

Cave: Auf ausreichende Vertäubung des Gegenohrs achten (Luftschall wird mit ca. 50 dB, Knochenschall mit ca. 10 dB Verlust zum Gegenohr überhört, daher muss ab dieser Seitendifferenz der Hörschwellen vertäubt werden, damit keine Fehlmessung resultiert)!
Cave: Ab einem Vertäubungspegel von > 50 dB über der Knochenleitungsschwelle des Gegenohrs besteht die Gefahr der Übervertäubung!

Überschwellige Tonaudiometrie

Unterscheidung cochleäre/retrocochleäre Schwerhörigkeit (unsichere Verfahren, daher heutzutage geringe Bedeutung)

Fowler-Test (bei einseitigen Hörstörungen)
- Prüfton bei 0/20/40/60 dB über der Hörschwelle auf dem schwerhörigen Ohr, Suche nach Pegel auf dem Gegenohr, der als gleich laut empfunden wird)
- Vollständiger, unvollständiger oder überschießender Lautheitsausgleich: Innenohrschwerhörigkeit
- Fehlender Lautheitsausgleich: retrocochleäre Schwerhörigkeit

SISI-Test (Short Increment Sensitivity Index)
- Prozentsatz erkannter Pegelsprünge (+ 1 dB, ausgehend von Dauerton 20 dB über Hörschwelle)
- 60%: Innenohrschwerhörigkeit; < 15%: retrocochleäre Schwerhörigkeit; 15–60%: keine sichere Aussage

Lüscher-Test
- Suche nach kleinstem wahrnehmbarem Pegelsprung (ausgehend von Dauerton 20 dB über Hörschwelle)
- < 1 dB: Innenohrschwerhörigkeit; > 2 dB: retrocochleäre Schwerhörigkeit

Geräuschaudiometrie nach Langenbeck
- Prüfung der Hörschwelle (sog. Mithörschwelle) bei zusätzlichem Verdeckungsrauschen (Pegel 45–75 dB, so ausgewählt, dass Hörschwelle bei 4 kHz geschnitten wird)
- Mithörschwelle maximal 5 dB über Rauschpegel, schneidet Hörschwelle: Innenohrschwerhörigkeit; Mithörschwelle > 10 dB über Rauschpegel, schneidet Hörschwelle nicht: retrocochleäre Schwerhörigkeit

Schwellenschwundtest nach Carhart
- Veränderung der Tonschwelle bei Dauerton
- Schwellenschwund bis 10 dB: normale Adaptation; Schwellenschwund bis 25 dB: Innenohrschwerhörigkeit; Schwellenschwund > 30 dB oder unbegrenzt: retrocochleäre Schwerhörigkeit

Sprachaudiogramm

Freiburger Sprachtest

Nachsprechen von Zahlen (Gehör bis 2 kHz ausreichend) und Einsilbern (Gehör auch mittlerer und hoher Frequenzen verständlichkeitsrelevant) aus normierten Listen; aus dem Audiogramm abzulesen sind:

- **Hörverlust für Zahlen** in dB (Pegel, bei dem 50% der Zahlwörter verstanden werden, bezogen auf die Bezugskennlinie Normalhörender); entspricht dem mittleren Hörverlust im Tonschwellenaudiogramm bei 250, 500 und 1000 Hz (Plausibilitätsprüfung!)
- **Maximale Einsilberverständlichkeit in Prozent**
- **Diskriminationsverlust** in Prozent (100 minus maximale Verständlichkeit für Einsilber)
- **dBopt** (Pegel, bei dem die maximale Einsilberverständlichkeit erreicht wird)

Schallleitungs-Schwerhörigkeit: in der Regel nur Verschiebung der Verständlichkeitskurven zu höheren Schallpegeln, in der Regel kein Diskriminationsverlust

Schallempfindungs-Schwerhörigkeit: durch Erhöhung des Schallpegels möglicherweise keine Verbesserung, unter Umständen sogar schlechtere Sprachverständlichkeit (Helmkurve); bei unklarem Tonschwellenaudiogramm ggf. zusätzlich Sprachaudiogramm über Luft- und Knochenleitung messen

Kindgerechte Sprachtests in Ruhe

- Mainzer Sprachtest (Teil 1–3 für Alter 4–6 Jahre, teils Mehrsilber)
- Göttinger Sprachtest (Teil 1 für Alter 3–4 Jahre, Teil 2 für Alter 5–6 Jahre, Einsilber)

Satztests im Störgeräusch (Beispiele)

- Oldenburger Satztest (zufällig gebildete sinnlose Sätze, kein Lerneffekt, 50%-Verständlichkeitsschwelle normalhörender Erwachsener: –7 dB SNR)
- Oldenburger Kindersatztest (altersabhängige Referenzwerte)
- Göttinger Satztest
- HSM-Satztest

Dichotische Tests der zentralen Verarbeitung

- Test nach **Feldmann** (Zahlen)
- Test nach **Uttenweiler** (Wörter)

Auffällig: Seitendifferenzen > 30%, Verständlichkeit beidseits < 80%

Hörweitenprüfung

Orientierende Hörschwellenabschätzung; Prüfohr dem Untersucher zuwenden (Cave: Lippenablesen), Gegenohr mit Finger vertäuben

	Hörweite	Hörschwelle
Flüstersprache (30–40 dB)	6 m	Normal
	4 m	20 dB
	1 m	30 dB
	30 cm	40 dB
	10 cm	50 dB
	a.c.	60 dB
Umgangssprache (60–70 dB)	1 m	50 dB
	30 cm	60 dB
	10 cm	70 dB
	a.c.	80 dB
Schreisprache	a.c.	90 dB

Verhaltensaudiometrie

Beobachtung von Reaktionen auf kindgerechte Geräusche, Schmalbandrauschen o.Ä. im freien Schallfeld zur grob orientierenden Abschätzung des Hörvermögens und Plausibilitätsprüfung objektiver Hörmessungen; normale Reaktionsschwellen: Neugeborene ca. 80 dB, 6 Monate ca. 40–50 dB, 2 Jahre ca. 20 dB

Hirnstamm-Audiometrie (BERA: Brainstem Evoked Response Audiometry)

Ableitung der elektrischen Antworten auf akustische Reize (z.B. Klicks) in Hörnerv/Hirnstamm mit Elektroden an Mastoid und Scheitel; Einsatzgebiete:

- **Objektive Hörschwellenbestimmung** (Jewett-Welle V verschwindet unterhalb der Hörschwelle), Unterscheidung zwischen Schallempfindungs- und Schallleitungs-Schwerhörigkeit durch Verwendung von Luft- und Knochenleitungshörern
- **Retrocochläre Abklärung** (Interpeaklatenz der Jewett-Wellen I–V bei retrocochleärer Pathologie verlängert; Referenzwert 4 ms bei 80 dB SPL)

Bewertung der pegelabhängigen Latenzen der Wellen:

- **Schallleitungs-Schwerhörigkeit:** Absolutlatenzen verlängert, Interpeaklatenz I–V normal, Latenzkennlinie im Lautstärke-Latenz-Diagramm zur Normkurve parallel verschoben

- **Innenohrschwerhörigkeit:** Absolutlatenzen verlängert, Interpeaklatenz I–V normal, Latenzkennlinie weicht schwellennah von der Normkurve ab und erreicht ggf. im überschwelligen Bereich bei Vorliegen von Recruitment wieder die Normkurve

Cave: bei V. a. Hörsturz/akutem Tinnitus BERA zur retrocochleären Abklärung wegen der Gefahr der Haarzellschädigung erst im Intervall (z.B. nach vier Wochen) durchführen!

Gleichgewichtsprüfungen

Vestibulo-spinale Reflexe

- **Romberg-Versuch** (aufrechtes Stehen mit erhobenen Armen und supinierten Händen, Augen offen/geschlossen)
- **Unterberger-Tretversuch** (in Körperhaltung wie beim Romberg-Versuch mit geschlossenen Augen 50 Schritte auf der Stelle machen, Abweichungen > 40° gelten als auffällig)

Bei V.a. Aggravation/Simulation Kopfrechnen lassen (z.B. von 100 ausgehend jeweils 7 subtrahieren)

Bewertung: meist gerichtete Instabilität zur kranken Seite bei akuter peripher-vestibulärer Störung, eher ungerichtete Instabilität bei zentral-vestibulären Störungen

Vestibulärer Nystagmus

Registrierung: Frenzel-Brille, Elektronystagmografie, Videookulografie

Spontannystagmus

- **Peripher-vestibuläre Störung:** meist richtungsbestimmter Nystagmus (Ausfallsnystagmus: schnelle Komponente zum gesunden Ohr; Reiznystagmus: schnelle Komponente zum kranken Ohr); Cave: physiologischer Endstellnystagmus bei Blick zur Seite
- **Zentral-vestibuläre Störung:** regelloser oder regelmäßiger Blickrichtungsnystagmus, meist gestörte Fixationssuppression

Provokationsnystagmus, provoziert durch:

- Kopfschütteln
- Pneumatische Kompression (Fistelsymptom bei Bogengangsarrosion, Cave: falsch positives Fistelsymptom durch pneumatisch-thermische Reizung)
- **Lagemanöver** (Untersuchungsliege; Kopf in Mittelstellung/nach rechts/nach links gedreht, Linkslage, Rechtslage, Kopfhängelage)

- **Lagerungsmanöver** (schneller Wechsel zwischen folgenden Positionen auf Untersuchungsliege: sitzend/Kopf gerade, Kopfhängelage, sitzend/Kopf gerade, sitzend/Kopf nach rechts, Kopfhängelage/Kopf nach rechts gedreht, sitzend/Kopf nach rechts gedreht; anschließend analoge Prüfung der linken Seite)
  Bewertung: Provokation richtungsbestimmter Nystagmen bei peripheren und zentralen Störungen, richtungswechselnder oder regelloser Nystagmen bei zentralen Störungen
- **Thermische Reizung**
  - Reizung des lateralen Bogengangs durch Wasser oder Luft (bei Trommelfellperforation, Radikalhöhle)
  - Horizontalen Bogengang waagerecht stellen (in Rückenlage Kopf um 30° anheben, im Sitzen 60° gegenüber Vertikale nach hinten neigen)
  - Warmspülung (44°C): Nystagmus zum Testohr
  - Kaltspülung (30°C): Nystagmus zum Gegenohr
  - Jeweils 30 sec mit ca. 100 ml Wasser spülen (mit Warmspülung beginnen); 30 sec warten; 30 sec Nystagmen auszählen; 5–10 min Pause bis zur nächsten Spülung
    Auswertung: Seitendifferenz (Nystagmen pro Ohr addieren) und Richtungsüberwiegen (Rechts-/Linksnystagmen addieren) > 25% auffällig
    Spontannystagmen werden bei Reizungen, die einen gleichsinnigen Nystagmus generieren, subtrahiert und umgekehrt
- **Rotatorische Reizung** (als Langzeitdrehprüfung und Pendeldrehprüfung im Rahmen ENG/VOG: u.a. Bewertung von Seitendifferenzen, Diagnostik des zentralen vestibulären Systems und von zentralen Kompensationsvorgängen nach peripher-vestibulärer Schädigung; weitere Einzeluntersuchungen des ENG/VOG sind z.B. Blickfolgetests und optokinetische Prüfungen zur Diagnostik zentral-okulomotorischer und zentral-vestibulärer Störungen)
- **Propriozeptive Reizung** (Halsdrehtest: bei fixiertem, rekliniertem Kopf Drehung des Rumpfs auf Drehstuhl und Suche nach Zervikalnystagmen als Hinweis auf zervikogenen Schwindel; Cave: Zervikalnystagmen sind teils auch bei Gesunden zu finden)

Otolithentests

- **Subjektive visuelle Vertikale (SVV)**
  Ausrichtung einer Leuchtleiste in die Vertikale im dunklen Raum, Abweichungen > ±2° Hinweis auf Tonusdifferenz der Otolithenorgane (v. a. Utriculus)
- **Vestibulär evozierte myogene Potenziale (VEMP)**
  Ableitung von myogenen Antworten nach 19 und 23 ms im EMG des M. sternocleidomastoideus nach akustischer Reizung als Funktionstest des Sacculus

Dokumentation von Nystagmen			
Frenzel-Schema	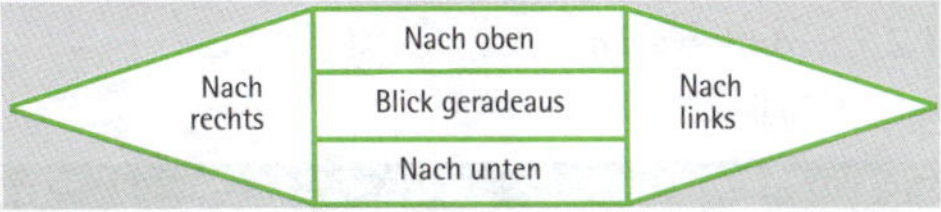		
Richtung	Horizontal	Vertikal	Rotatorisch
Amplitude	Feinschlägig	Mittelschlägig	Grobschlägig
Frequenz	Niederfrequent	Mittelfrequent	Hochfrequent
Schwindel	Wenig	Mittel	Stark

1.1.3 Bildgebung

Röntgenaufnahme nach Schüller	Seitliche Aufnahme, Strahlengang im Verlauf des äußeren Gehörgangs: Belüftung/Pneumatisation/Osteolysen Mastoid; Darstellung: Kiefergelenk, Sinus sigmoideus, Felsenbeinlängsfraktur
Röntgenaufnahme nach Stenvers	Strahlengang von seitlich hinten durch das Innenohr; Darstellung: oberer/horizontaler Bogengang, Cochlea, innerer Gehörgang, Pyramidenspitze, Felsenbeinquerfraktur
Transorbitale Röntgenaufnahme	Darstellung: Cochlea, innerer Gehörgang, Felsenbeinquerfraktur, zur Lagekontrolle Cochlea-Implantat
Hochauflösendes Felsenbein-CT (→ S. 96 f.)	Darstellung: Mastoid, Mittelohr, Cochlea einschließlich ihrer Fenster, Vestibulum, Bogengänge, innerer Gehörgang, Fazialisverlauf, Aquädukte, Fehlbildungen, Osteolysen, tumoröse Felsenbeinprozesse, vor operativen Eingriffen wie Cholesteatom-Operation, Cochlea-Implantation
Felsenbein-MRT	Darstellung: Weichteilanatomie, Flüssigkeitsfüllung Cochlea/Bogengänge, Saccus endolymphaticus, Tumoren des Kleinhirnbrückenwinkels, Abklärung eines Cholesteatomverdachts (Diffusionsgewichtung), vor Cochlea-Implantation

1.2 Krankheitsbilder

1.2.1 Äußeres Ohr

Fehlbildungen

Ohrmuscheldysplasie

- **Einteilung nach Weerda**
  - **Grad I** (die meisten Strukturen einer normalen Ohrmuschel sind vorhanden): Makrotie, Apostasis otum, Taschenohr (Kryptotie), Tassenohr Typ I/II, Kolobom, Scaphoid-, Satyr-, Stahlohr, kleinere Deformitäten einzelner Strukturen
  - **Grad II** (einige Strukturen einer normalen Ohrmuschel sind vorhanden): Tassenohr Typ III, Miniohr
  - **Grad III** (keine Strukturen einer normalen Ohrmuschel sind vorhanden): Mikrotie, Anotie
- Bei Grad II gehäuft, bei Grad III fast immer Gehörgangs- und Mittelohrfehlbildungen!
- Assoziation mit Syndromen (z.B. Franceschetti-, Goldenhar-, Nager-, Apert-, Moebius-Syndrom, M. Crouzon)
- **Therapie**: kosmetische (z.B. Ohrmuschelanlegeplastik, Ohrmuschelrekonstruktion, Epithese), ggf. zusätzlich akustische Rehabilitation (Hörsystemversorgung, Ohrchirurgie)

Gehörgangsfehlbildung

- **Einteilung nach Weerda**
  - **Typ A:** Stenose des angelegten Gehörgangs
  - **Typ B:** teilweise angelegter Gehörgang, Atresieplatte zum Mittelohr
  - **Typ C:** Fehlen des knöchernen Gehörgangs
- **Therapie**: Hörsystemversorgung (Luft- oder Knochenleitungshörgerät, aktives Mittelohrimplantat)

Prognoseeinschätzung einer chirurgischen Gehörgangs-/Mittelohrrekonstruktion mit dem CT-Score nach **Siegert**

Struktur	Konfiguration	Punkte
Äußerer Gehörgang	Normal/Weichgewebs-/ Knochenatresie	2/1/0
Mastoidbelüftung	Ausgeprägt/mittel/keine	2/1/0
Paukengröße	Groß/mittel/eburnisiert	2/1/0

N. facialis	Normal/gering/stark, dislozierter Verlauf	2/1/0
Gefäße	Normal/gering/stark, dislozierter Verlauf	2/1/0
Hammer-Amboss-Komplex	Normal/dysplastisch/fehlend	2/1/0
Stapes	Normal/dysplastisch/fehlend	2/1/0
Ovales Fenster	Offen/verschlossen	4/0
Rundes Fenster	Offen/verschlossen	4/0
OP erwägen bei ≥ 20 (einseitige Fehlbildung) bzw. ≥ 15 Punkten (besseres Ohr bei beidseitiger Fehlbildung)		

Ohrfisteln

- **Präaurikuläre Fistel:** unvollständige Verschmelzung der Aurikularhöcker; Fistelmaul oberhalb des Tragus: keine Beziehung zum N. facialis; operative Entfernung im entzündungsfreien Intervall, bei unvollständiger Entfernung Rezidiv
- **Gehörgangsduplikatur,** Einteilung nach **Work**
  - **Typ I:** paralleler Verlauf zum Gehörgang ohne Beziehung zum N. facialis
  - **Typ II:** Fazialisäste medial oder lateral des Gangsystems

Entzündungen

Ohrmuschelerysipel

- **Klinik:** schmerzhafte Rötung/Schwellung der gesamten Ohrmuschel einschließlich Lobulus (DD Ohrmuschelperichondritis)
- **Therapie:** Penicillin G (Streptokokkeninfektion), lokale Alkoholumschläge

Ohrmuschelperichondritis

- **Klinik:** schmerzhafte Rötung/Schwellung der Ohrmuschel unter Aussparung des Lobulus (DD Ohrmuschelerysipel)
- **Therapie:** z.B. Ciprofloxacin, Piperacillin oder Ceftazidim (Erreger meist Pseudomonas aeruginosa), seltener Infektion durch S. aureus (Flucloxacillin), lokale Alkoholumschläge, ggf. Entfernung nekrotischen Knorpels

Cave: bleibende Ohrmuscheldeformität droht!

Herpes zoster oticus

- **Klinik:** schmerzhafte Bläschen, im Verlauf verkrustend, häufig Fazialisparese und Labyrinthbeteiligung (Hörverlust, Schwindel)
- **Therapie:** unverzügliche virostatische Therapie (z.B. Aciclovir), ggf. Glukokortikoidtherapie entsprechend Hörsturzschema (→ S. 30)

Otitis externa diffusa

- **Klinik:** Otalgie, Juckreiz, Otorrhoe, Schallleitungs-Schwerhörigkeit, Schmerzen beim Kauen/Zug an der Ohrmuschel/Druck auf Tragus; Rötung/Schwellung des Gehörgangs, Trommelfell häufig nicht einsehbar, ggf. begleitende Myringitis
- Häufigste **Erreger:** Pseudomonas aeruginosa (60%), Staphylococcus aureus (20%), Pilze
- **Ursachen:** Schwimmbadbesuch, Wattestäbchengebrauch, Kontaktdermatitis (Shampoo, Ohrpassstücke), Gehörgangsekzem
- **Therapie:** tägliche Gehörgangsreinigung (Sauger), Einlage von Gazestreifen zum Abschwellen des Gehörgangs z.B. mit Alkohol 70% oder glukokortikoidhaltiger Salbe, Ohrentropfen (allein wenig effektiv bei subtotal zugeschwollenem Gehörgang), ggf. Ciprofloxacin p.o.; bei Otomykose topische fungizide Therapie

Cave: Otitis externa maligna (destruierende Otitis externa mit Perichondritis/Osteomyelitis) bei Diabetikern!

Otitis externa circumscripta

Gehörgangsfurunkel durch Staphylokokken: Inzision und staphylokokkenwirksames Antibiotikum (z.B. Flucloxacillin)

Gehörgangsekzem

- Alkohol- oder glukokortikoidhaltige Lokaltherapie
- Ggf. dermatologische Abklärung

Cave: ggf. an Kontaktekzem auch durch Otologika denken (z.B. Neomycin-haltige Ohrentropfen)

Trauma

Othämatom/-serom

Trennung von Perichondrium und Knorpel durch Scherkräfte; bei Punktion häufig Rezidive, besser Drainage von dorsal nach Anlage eines Knorpelfensters und Adaptation der Schichten durch Matratzennähte über Spitztupfern

Cave: Ohrmuschelperichondritis, bleibende Deformität („Blumenkohlohr")

Varia

Gehörgangsosteom/Exostosen
Meist asymptomatisch, operativer Therapiebedarf nur bei Symptomatik (Cerumenretention, häufige Otitis externa, Schallleitungs-Schwerhörigkeit)

Cerumen obturans
Weiches Cerumen mit Sauger, hartes Cerumen mit Kürette entfernen, ggf. vorher aufweichen und dann absaugen/ausspülen **Cave:** keine Ohrspülung mit kaltem Wasser oder bei Trommelfellperforation/Felsenbeinfraktur!

1.2.2 Mittelohr

Fehlbildungen

Mittelohrfehlbildung
Kleine Mittelohrfehlbildung • Meist einseitige Schallleitungs-Schwerhörigkeit durch Fehlbildung oder Fixation einzelner oder mehrerer Ossikel • **Diagnostik:** fehlende Stapediusreflexe, HRCT Felsenbein (kann unauffällig sein), Tympanoskopie • **DD:** kindliche Otosklerose, idiopathische Hammerkopffixation, Ossikelfraktur/-luxation, Osteogenesis imperfecta • **Therapie:** Tympanoplastik **Große Mittelohrfehlbildung** • Komplexe Fehlbildung von Mittelohr, äußerem Gehörgang, häufig Ohrmuscheldysplasie Grad III, meist normale Innenohrfunktion • **Therapie:** Knochenleitungshörgerät, ggf. aktives Mittelohrimplantat

Tubenventilationsstörungen

Seromukotympanon

Kindesalter

- **Ätiologie:** bis zum 7. Lebensjahr physiologische Tubeninsuffizienz, Adenoide, Gaumenspalte, Allergie, kraniofaziale Dysmorphien (z.B. bei Trisomie 21)
- Schallleitungs-Schwerhörigkeit bis zu 40 dB; bei beidseitigem, chronischem (> 3 Monate) Seromukotympanon Gefahr der Verzögerung der Sprach- und allgemeinen Entwicklung, Tympanosklerose
- **Therapie:** konservativer Therapieversuch mit Amoxicillin p.o. (Empfehlung gestützt durch Metaanalyse), Valsalva-Manöver, abschwellende Nasentropfen (bei Kindern wahrscheinlich ineffektiv), bei Persistenz Parazentese, ggf. Paukenröhrcheneinlage und Adenotomie (Cave bei Gaumenspalte), bei Ablehnung einer OP Hörgeräteversorgung
- **Cave**: Fehldeutung eines genuinen Cholesteatoms als Paukenerguss und Durchführung einer Parazentese!
- **Cave**: zusätzliche Innenohrschwerhörigkeiten ausschließen (intraoperative BERA oder postoperative OAE), bei Sprachentwicklungsverzögerung Kontrolle der Sprachentwicklung 3 Monate postoperativ!

Erwachsene

- In der Regel einseitig
- **Ätiologie**: Allergie, chronische Rhinosinusitis, Nasopharynxtumor (sorgfältige Nasenendoskopie!), Z.n. Radiatio, Z.n. transnasaler Langzeitintubation, Wegener-Granulomatose des Mittelohrs (ANCA erhöht, ggf. Biopsie), Tuberkulose (Biopsie)
- **Cave** bei Parazentese: DD Bulbushochstand/Glomustumor!

Paukenatelektase/Adhäsivprozess

- **Ätiologie:** chronische Tubenventilationsstörung
- **Klinik:** Schallleitungs-Schwerhörigkeit, Gefahr der Entwicklung von Cholesteatomen
- **Atelektase:** reversibler Prozess
- **Adhäsivprozess:** bleibende Trommelfellverlagerung bei Myringomalazie als Folge der Atelektase
- **Einteilung** der Adhäsivprozesse **nach Sadé**
  - **Grad 1:** Trommelfellverlagerung in Richtung Pauke
  - **Grad 2:** Trommelfellanlagerung an Amboss oder Stapes („Spontan-Typ III")
  - **Grad 3:** Trommelfellanlagerung erreicht Promontorium
  - **Grad 4:** breitflächige Trommelfellanlagerung an das Promontorium
- **Therapie:** Tubentraining, ggf. Paukenröhrcheneinlage, ggf. Tympanoplastik

Tuba aperta

- **Klinik:** „klaffende" Tube mit Pseudodruckgefühl und Autophonie durch zu geringen peritubaren Druck
- **Ätiologie:** Körpergewichtsreduktion, Hypotonie, hormonelle Faktoren (Gravidität, Kontrazeptiva)
- **Diagnostik:** evtl. atemsynchrone Trommelfellbewegungen/Tympanogramm, Verbesserung der Symptome bei Kompression der Jugularvenen
- **Therapie:** kausal, ggf. Einlage von Paukenröhrchen

Entzündungen

Otitis media acuta

- **Ätiologie:** meist bei Infekt der oberen Atemwege; häufigste Erreger: Streptococcus pneumoniae (40 %), Haemophilus influenzae (30 %), beta-hämolysierende Streptokokken der Gruppe A, Branhamella catarrhalis, Staphylococcus aureus; Viren
- **Klinik:** stechende Ohrenschmerzen, Hörminderung, Fieber
- **Diagnostik:** hochrotes oder gelbliches, vorgewölbtes Trommelfell, ggf. Spontanperforation mit pulsierendem Sekret und putrider Otorrhoe, ggf. begleitende Otitis externa
- **Therapie:** Amoxicillin p.o. für 5–10 d, abschwellendes Nasenspray, Analgetika (NSAR, ggf. topische Analgesie des Trommelfells), ggf. Parazentese bei anhaltenden Schmerzen oder Komplikationen; bei Innenohrbeteiligung Infusionstherapie nach Hörsturzschema (→ S. 30)
- **Komplikationen: Mastoiditis** (immer Mastoid inspizieren/palpieren), Labyrinthbeteiligung (Labyrinthitis, **„toxische Innenohrschwerhörigkeit"** mit Schallempfindungs-Schwerhörigkeit und/oder Schwindel; immer Tonschwellenaudiogramm anstreben und Spontan-/Provokationsnystagmus mit der Frenzel-Brille prüfen), Fazialisparese, Meningitis, Sub-/Epiduralabszess, Sinusthrombose, Gradenigo-Syndrom (Abducensparese und Trigeminusneuralgie bei Ausbreitung in die Felsenbeinspitze), Bezold-Senkungsabszess in die Halsweichteile, Zygomatizitis
- **Cave:** bei Otalgie mit blandem ohrmikroskopischem Befund denken an: Neuralgien (z.B. R. auricularis n. vagi bei Tonsillitis, N. glossopharyngeus bei Oro-/Hypopharynxkarzinom), Costen-, Eagle-Syndrom

Akute Mastoiditis

- **Diagnostik:** retroaurikuläre, schmerzhafte, teigige Schwellung/Rötung, plötzlich abstehende Ohrmuschel, Senkung der hinteren oberen Gehörgangswand (DD Furunkel), Fieber und laborchemische Entzündungszeichen, Röntgenaufnahme nach Schüller oder HRCT Felsenbein (Osteolysen?)
- **Therapie:** Parazentese, Paukenröhrcheneinlage, Mastoidektomie (bei Säuglingen Antrotomie), begleitende parenterale Antibiose z.B. mit Cephalosporin, Aminopenicillin/Betalaktamaseinhibitor

Otitis media chronica

Definitionsgemäß Vorliegen bei bleibender Trommelfellperforation (**Ätiologie:** u.a. spontan perforierte akute Otitis media, chronische Tubenventilationsstörung, traumatische Trommelfellperforation)

Otitis media chronica mesotympanalis („Schleimhauteiterung")

- **Klinik:** Otorrhoe, Hörminderung (meist Schallleitungs-Schwerhörigkeit durch zentralen Trommelfelldefekt, Arrosion der Ossikel, ggf. Paukenfibrose, Tympanosklerose; häufig toxische Schädigung des Innenohrs bei länger bestehender Erkrankung)
- **Therapie:** Tympanoplastik (ggf. lokale antibiotische Vorbehandlung zur Erzielung von Entzündungsfreiheit, ggf. Ciprofloxacin oder Ceftazidim i.v.)
- **Cave:** an M. Wegener, Tuberkulose, Histiozytose, Mittelohrmalignom denken!

Otitis media chronica epitympanalis („Knocheneiterung", Cholesteatom)

- **Klinik:** fötide Otorrhoe (meist Pseudomonas aeruginosa), Hörminderung, ggf. Klinik der Komplikationen (Schwindel bei Labyrinthfistel, Fazialisparese, selten endokranielle Komplikationen)
- **Diagnostik:** Ohrmikroskopie, ggf. Endoskopie (randständiger Trommefelldefekt, ggf. mit Keratinschuppen ausgefüllt, ggf. durch Krusten oder „Signalpolyp" versteckt), HRCT Felsenbein; Sonderform: genuines Cholesteatom (Epidermoid) hinter intaktem Trommelfell
- **Therapie:** vollständige chirurgische Cholesteatomentfernung, meist über „Canal-Wall-Down"- oder „Intact-Canal-Wall"-Mastoid-Epitympanektomie; ggf. „Second-Look"-Eingriff nach etwa einem Jahr zum frühzeitigen Ausschluss eines Rezidivs

Trauma

Traumatische Trommelfellperforation

- **Klinik:** Otalgie/Vertäubungsgefühl, ggf. blutige Otorrhoe, Hörminderung (ggf. auch durch Commotio labyrinthi!), Tinnitus, Schwindel (an Perilymphfistel/Labyrinthitis denken!)
- **Diagnostik:** Ohrmikroskopie (Lage/Art der Perforation dokumentieren, Fremdkörper?), Tonschwellenaudiogramm (Schallleitungs-, ggf. kombinierte Schwerhörigkeit), Frenzel-Brille (Nystagmus?), ggf. kalorische Prüfung (geschlossenes System oder mit Luft)
- **Therapie:** bei frischen, nicht randständigen Perforationen eingeschlagene Perforationsränder mit Häkchen oder Sauger aufrichten (unklar, ob Schienung mit Silikonfolien vorteilhaft), ggf. Tympanoplastik bei großen oder randständigen Perforationen oder Ossikelbeteiligung, bei Innenohrbeteiligung Hörsturz-Therapieschema (→ S. 30)
- **Cave:** sorgfältige Dokumentation, da ggf. Fremdverschulden vorliegt!
- **Cave:** keine ototoxischen Ohrentropfen anwenden!
- **Cave:** bei Schweißperlenverletzung meist größenprogrediente Perforation im Verlauf!

Felsenbeinfraktur

Felsenbeinlängsfraktur

- Frakturverlauf paralabyrinthär entlang der Felsenbeinvorderkante, von Mastoid/Squama temporalis über Gehörgangs- und Paukendach sowie Ganglion geniculi zur mittleren Schädelgrube
- **Klinik:** Hämatotympanon, ggf. blutige Otorrhoe, Stufenbildung im Gehörgang, Trommelfellruptur im hinteren oberen Quadranten der Pars tensa, Ossikelluxation/-fraktur, Commotio labyrinthi, Durazerreißung mit Otoliquorrhoe, Fazialisparese (20 % der Fälle, Frühparese < 24 h durch Zerreißung/Zerrung des Nervs oder Einspießen von Knochensplittern, Prognose ungünstig, Spätparese > 24 h durch Ödem/Hämatom im Fazialiskanal mit günstigerer Prognose), posttraumatisches Cholesteatom

Felsenbeinquerfraktur
- Frakturverlauf quer durch das Felsenbein translabyrinthär (äußere Querfraktur) oder durch den inneren Gehörgang (innere Querfraktur)
- **Klinik:** Hämato-/Liquortympanon (bei äußerer Querfraktur, bei innerer Querfraktur Ohrmikroskopie meist unauffällig), Labyrinthausfall (meist irreversible Ertaubung/Vestibularisausfall), Otoliquorrhoe (Cave: bei Abfluss über die Tube Pseudorhinoliquorrhoe), Fazialisparese (50 %, häufig irreversibel, Schädigungsort innerer Gehörgang oder labyrinthärer/tympanaler Verlauf), Tubenschädigung mit chronischem Mukotympanon bei innerer Querfraktur
- **Diagnostik Felsenbeinfraktur:** Ohrmikroskopie, Fazialisfunktionsprüfung, Frenzel-Brille (Spontannystagmus?), Tonschwellenaudiogramm, HRCT Felsenbein, ggf. Liquornachweis durch Bestimmung von Beta-2-Transferrin
- **Therapie Felsenbeinfraktur:** steriler Ohrverband, auf Manipulationen im Gehörgang verzichten, abschwellende Nasentropfen, Schnäuzverbot, ggf. prophylaktische Antibiose (z.B. Cephalosporine), bei Innenohr-/Vestibularisbeteiligung und Fazialisspätparese Infusionstherapie nach Hörsturzschema (→ S. 30), operative Intervention bei persistierender Otoliquorrhoe, unstillbarer Blutung (Sinus sigmoideus, A. carotis interna), persistierendem Trommelfelldefekt, Kettenunterbrechung, Fazialisfrühparese (Dekompression)

Barotrauma

Barotrauma des Mittelohrs bei Fliegen/Tauchen, meist bei rhinitisch bedingter Tubeninsuffizienz
- Einteilung nach **Goodhill**
  - **Grad I:** subjektive Beschwerden (Ohrdruck, Otalgie) bei unauffälligem Trommelfellbefund
  - **Grad II:** petechiale Trommelfelleinblutungen
  - **Grad III:** flächenhafte Trommelfelleinblutungen
  - **Grad IV:** Hämatotympanon
  - **Grad V:** Trommelfellruptur
- **Therapie:** Analgetika, abschwellende Nasentropfen, ggf. Trommelfellaufrichtung, vorübergehend Flug-/Tauchverbot

Tumoren

Glomustumoren (Paragangliome)

Im Bulbus venae jugularis (Glomus jugulare), Promontorialbereich (Glomus tympanicum) oder am N. vagus (Glomus vagale), langsam wachsend, meist benigne, lokal destruierend

- **Klinik:** pulssynchrones, objektivierbares Ohrgeräusch (Stethoskop!), Schallleitungs-Schwerhörigkeit (ggf. Schallempfindungs-Schwerhörigkeit bei Labyrintheinbruch), ggf. blutige Otorrhoe, Hirnnervenparesen (Nn. IX–XI, ggf. VII, XII)
- **Diagnostik:** rötlicher Tumor hinter dem Trommelfell, HRCT und MRT Felsenbein, Angio-MRT oder digitale Subtraktionsangiografie
- **Klassifikation** nach **Fisch/Mattox**
  - **A:** Tumoren im Bereich des Plexus tympanicus auf dem Promontorium
  - **B:** Invasion des Hypotympanons, Knochen am Bulbus venae jugularis intakt
  - **C1:** Arrosion des knöchernen Karotiskanals ohne Gefäßinfiltration
  - **C2:** Destruktion des vertikalen Verlaufs des Karotiskanals
  - **C3:** Destruktion des horizontalen Verlaufs des Karotiskanals, Foramen lacerum intakt
  - **C4:** Invasion des Foramen lacerum und des Sinus cavernosus
  - **De:** intrakranielle, extradurale Ausbreitung (De1/2 = kleiner/größer 2 cm)
  - **Di:** intrakranielle, intradurale Ausbreitung (Di1 = kleiner 2 cm, Di2 = 2–4 cm, Di3 = größer 4 cm)
- **Therapie:** Operation nach Embolisation, ggf. Radiotherapie

Varia

Otosklerose

- **Pathophysiologie:** Resorptions- und Sklerosierungsprozess am Knochen, Prädilektionsstelle Stapesfußplatte
- **Klinik:** ein- oder beidseitige Schallleitungs- oder kombinierte Schwerhörigkeit (häufig Carhart-Senke bei 2 kHz), selten reine Schallempfindungs-Schwerhörigkeit (bei Kapselotosklerose), Tinnitus, selten BPPV-ähnliche Symptome
- **Diagnostik:** blande Ohrmikroskopie (ggf. Durchscheinen eines rötlichen otosklerotischen Herds am Promontorium als Schwartze-Zeichen), Tonschwellenaudiogramm, Stapediusreflexe (ausgefallen), ggf. HRCT Felsenbein (Kapselotosklerose?)

- **Therapie:** Stapesplastik (falls audiologisch sinnvoll, Risiko der Ertaubung 1 %, teils heftiger postoperativer Schwindel) oder Hörgeräteversorgung

Cave: bei Ertaubung durch Kapselotosklerose kann eine Cochlea-Implantation im Verlauf unmöglich werden, ggf. frühzeitiges Handeln erforderlich!

1.2.3 Innenohr

Entzündungen

Labyrinthitis

- Infektionswege
  - **Tympanogen** (bei viraler oder bakterieller Otitis media acuta, Labyrinthfisteln z.B. bei Cholesteatom oder Felsenbeinfraktur)
  - **Meningogen** (bei viraler oder bakterieller Meningitis)
  - **Hämatogen** (Borreliose, Lues)
- **Klinik/Diagnostik:** sensorineuraler Hörverlust bis Ertaubung (Tonschwellenaudiogramm, OAE/BERA), Schwindel (Reiz- oder Ausfallnystagmus), HRCT Felsenbein, ggf. Abstrich/Serologie
- **Therapie:** breite oder erregerspezifische parenterale Antibiotikatherapie, Infusionstherapie nach Hörsturzschema (s. u.), ggf. operative Sanierung (z.B. Parazentese/Paukenröhrchen, Mastoidektomie)

Cave: Bei Meningitis droht eine rasche Sklerosierung der Cochlea, die ggf. eine Cochlea-Implantation unmöglich machen kann. Daher frühzeitige audiologische/bildgebende Diagnostik und ggf. Cochlea-Implantation!

Hörstörungen

Hörsturz

- **Klinik:** plötzliche, meist einseitige Schallempfindungs-Schwerhörigkeit (meist Hochtonbereich) unklarer Genese, ggf. mit Ohrdruck, Tinnitus (meist in der Frequenz des maximalen Hörverlusts), Schwindel (häufig kalorisch objektivierbar), Hyper-/Dysakusis

Cave: Ausschlussdiagnose! DD insbesondere M. Menière (bei Erstereignis evtl. schwierig abzugrenzen), Vestibularisschwannom (BERA/MRT), Perilymphfistel (Anamnese, z.B. Barotrauma, Valsalva-Versuch, körperliche Anstrengung), Pseudohypakusis (OAE/BERA)

Cave: wegen Gefahr der Haarzellschädigung Untersuchungen mit Lärmbelastung (Stapediusreflexe, BERA, MRT) erst im Intervall durchführen!

- **Therapie** (nach AWMF-Leitlinie 2010)
  - Evtl. Spontanremission abwarten
  - Rheologische Therapie mit 500 ml HAES® 6% (= 60 g) i.v./d (300 g Gesamtdosis wegen Gefahr von persistierendem Pruritus nicht überschreiten) oder Pentoxyfyllin (100 mg an d 1/ 200 mg an d 2/ 300 mg ab d 3 in 500 ml Ringer-Lösung i.v.)
  - Glukokortikoide, z.B. Prednisolon 250–500 mg i.v. über 3 d, bei fehlender Restitutio i.v. oder p.o. weiterführen und ausschleichen
  - Ggf. Hörgeräteversorgung im Intervall

Tinnitus

Objektiver Tinnitus

- Pulssynchroner vaskulärer Tinnitus bei Glomustumor, Gefäßpathologien
- Klickender Tinnitus bei spontanen Muskelkontraktionen (meist Mm. tensor tympani/stapedius/tensor veli palatini; Therapie durch Muskeldurchtrennung oder Botulinumtoxin)

Subjektiver Tinnitus

- Schweregrad nach **Goebel**
  - Grad 1: kein Leidensdruck
  - Grad 2: nur störend bei psychisch-physischer Belastung
  - Grad 3: dauernde Beeinträchtigung
  - Grad 4: Dekompensation
- **Diagnostik:** Ausschluss therapierelevanter organischer Ursachen (z.B. Vestibularisschwannom), Tinnitusanalyse mit Bestimmung von Frequenz, Lautstärke und Verdeckbarkeit, ggf. Konsile physikalische Medizin (zervikogener Tinnitus), Gnathologie (Bissstörungen), innere Medizin (z.B. Blutdruck-/Stoffwechselstörungen)
- **Therapie**
  - Akuter Tinnitus: analog Hörsturz (→ S. 30) behandeln
  - Chronischer Tinnitus und Schwerhörigkeit: Hörgeräteversorgung, Psychotherapie (Tinnitus-Retrainingstherapie, ggf. auch stationäre Psychotherapie), ggf. Tinnitusmasker

Akustisches Trauma

Knalltrauma

Schallbelastung > 150 dB (A) < 3 ms, meist bilateraler Labyrinthschaden mit Innenohrschwerhörigkeit (c^5-Senke bei 4 kHz oder fis^5-Senke bei 6 kHz) und Tinnitus, selten vestibulärer Symptomatik

Explosionstrauma

- Schallbelastung > 150 dB (A) > 3 ms, meist bilateraler Labyrinthschaden mit Innenohrschwerhörigkeit (ausgedehnter Hochtonabfall, pancochleäre Schwerhörigkeit, Tinnitus und vestibulärer Symptomatik, ggf. Trommelfellzerreißung, Ossikelluxation, Perilymphfistel)
- **Therapie:** Infusionstherapie nach Hörsturzschema (→ S. 30), ggf. Tympanoplastik, Abdecken einer Perilymphfistel, hyperbare Sauerstofftherapie

Akustischer Unfall

- Einseitige Innenohrschwerhörigkeit bei mittlerer Lärmbelastung [um 100 dB (A)] und Torquierung der HWS (z. B. Überkopfarbeiten)
- **Therapie:** Infusionstherapie nach Hörsturzschema (→ S. 30)

Akutes Lärmtrauma

- Schallbelastung > 100 dB (A) über Minuten bis Stunden mit meist beidseitiger Innenohrschwerhörigkeit (meist Hochtonbereich, häufig c^5-Senke) und Tinnitus
- **Therapie:** Infusionstherapie nach Hörsturzschema (→ S. 30)

Chronisches Lärmtrauma

- Schallbelastung > 85 dB (A) über Monate bis Jahre mit bilateraler, meist symmetrischer Innenohrschwerhörigkeit (initial Hochtonbereich meist mit c^5-Senke, im Verlauf auch mittlere Frequenzen betroffen)
- **Therapie:** kein Fortschreiten der Schwerhörigkeit bei Lärmkarenz

Cave: bei akustischem Trauma immer genaue Anamnese und Dokumentation aus forensischen und gutachterlichen Gründen!

Commotio labyrinthi

- **Klinik:** stumpfes Schädeltrauma mit Schädigung von Cochlea (meist hochtonbetonte Schallempfindungs-Schwerhörigkeit) und/oder Vestibularorgan (Schwindel)
- **Therapie:** Infusionstherapie nach Hörsturzschema (→ S. 30)

Cave: an Begleitverletzungen denken (z.B. Perilymphfistel, Ossikelluxation, Felsenbeinfraktur)!

Toxische Hörschäden

Reversible oder irreversible Ototoxizität möglich; u.a. durch
- Aminoglykoside (z.B. Gentamicin, Amikacin)
- Glykopeptide (Vancomycin, Teicoplanin)
- Makrolide (z.B. Erythromycin)
- Chemotherapeutika (z.B. Cisplatin, Oxaliplatin, Vincristin)
- Schleifendiurektika (z.B. Furosemid)
- Acetylsalizylsäure
- Protonenpumpeninhibitoren (z.B. Omeprazol)
- Malariamittel (Chinin, Chloroquin)
- Lösungsmittel
- Schwermetalle

Auf ototoxische Medikamente soweit möglich verzichten, evtl. Hörprüfungen vor/während (z.B. wöchentlich)/nach der Therapie; bei Zeichen von Ototoxizität nach Möglichkeit Therapieregime ändern

Innenohrschwerhörigkeit bei Kindern

Hereditär/nicht syndromal: unterschiedliche Erbgänge, häufig Connexin-26-Mutation

Hereditär/syndromal, z.B.:
- Pendred-Syndrom (+ Schilddrüsenfunktionsstörung)
- Alport-Syndrom (+ Nephropathie)
- Usher-Syndrom (+ Retinitis pigmentosa)
- Jewell-Lange-Nielsen-Syndrom (+ kardiale Reizleitungsstörung)
- Waardenburg-Syndrom (+ Pigmentanomalien)
- Trisomie 21
- Kraniofaziale Fehlbildungssyndrome (z.B. Francheschetti-, Goldenhar-Syndrom, M. Crouzon)

Fehlbildungen des Innenohrs, z.B.:
- Michel-Dysplasie: Aplasie des gesamten Innenohrs und des VIII. Hirnnervs (N. vestibulocochlearis)
- Mondini-Dysplasie: reduzierte Anzahl der cochleären Windungen und Bogengangsanomalien
- Large Vestibular Aqueduct Syndrome

Schädigung des Innenohrs durch prä-, peri- oder postnatale Infektionskrankheiten (Röteln, Masern, Mumps, Toxoplasmose, Zytomegalie, Herpes, Lues, bakterielle Meningitis), Hypoxie/Asphyxie, Frühgeburtlichkeit, Kernikterus (bei Hyperbilirubinämie > 20 mg/dl), ototoxischer Medikation, Stoffwechselerkrankungen, Alkohol-/Drogenabusus der Mutter, Schädel-Hirn-Trauma usw.

- **Diagnostik Innenohrschwerhörigkeit:** abhängig vom Entwicklungsalter; grundsätzlich sind bei Kindern immer objektive Hörprüfungen zu fordern (OAE/BERA).
  Säuglinge/Kleinkinder: OAE oder BERA (im Spontanschlaf, mit Sedierung oder Narkose), zusätzlich Reflex-/Verhaltensaudiometrie zur Plausibilitätsprüfung.
  Cave: Bei „Risikokindern" (u.a. familiäre Schwerhörigkeiten, Frühgeburtlichkeit, therapierelevante Hyperbilirubinämie, prä-, peri- oder postnatale Infektionen, Intensivaufenthalt, ototoxische Medikation, kraniofaziale Fehlbildungen usw.) ist immer eine BERA erforderlich (auch aufgrund des Risikos einer auditorischen Neuropathie, bei der OAE unauffällig sein können).
  Ältere Kinder: OAE (wenn unauffällig, kein Anhalt für therapierelevante Schwerhörigkeit; zum Ausschluss einer auditorischen Neuropathie Sprachverständnis prüfen, z.B. durch Zeigen von Körperteilen oder Ausführen kleiner Aufträge), sofern möglich Tonschwellenaudiogramm (z.B. auch als Spielaudiometrie, häufig überschwellige Angaben, daher unsicher; hilft bei Schwerhörigkeiten Verlauf der Hörschwelle zu bestimmen), Sprachaudiogramm (altersgemäßes Material verwenden, hilfreich bei der Abschätzung der Therapierelevanz einer Hörstörung), ggf. BERA zur Hörschwellenbestimmung (meist Sedierung oder Narkose erforderlich)

- **Therapie Innenohrschwerhörigkeit:** Hörsystemanpassung, regelmäßige Kontrollen (Verlauf der Schwerhörigkeit schicksalhaft), ggf. Einleitung von Frühförderung, Kind in der Schule nach vorne setzen und Lehrer informieren, ggf. Schulwechsel auf Schwerhörigen-/Förderschule, Hinweis, dass Schwerbehindertenausweis beantragt werden kann
  Cave: bei Erstdiagnose einer kindlichen Innenohrschwerhörigkeit Ausschlussdiagnostik von vergesellschafteten therapierelevanten Störungen über den Kinderarzt veranlassen!

Schwindelerkrankungen

Benigner paroxysmaler Lagerungsschwindel

- **Klinik:** lagerungsabhängige Drehschwindelattacken (meist < 1 Minute) durch Canalo- oder Cupulolithiasis
- **Anamnese:** ggf. stumpfes Schädeltrauma, Ohroperation, Vestibularisausfall?
- **Diagnostik:** Lagerungsprüfung → reproduzierbare (jedoch ermüdbare) Provokation von Drehschwindel und Nystagmus (Latenz ca. 1–10 sec) bei rascher Lagerung auf das kranke Ohr; in 90 % posteriorer Bogengang betroffen (rotatorischer Nystagmus), in 10 % horizontaler Bogengang (horizontaler Nystagmus, gut auch durch Drehen des Kopfes in Rückenlage zur rechten oder linken Schulter provozierbar; geotroper oder apogeotroper Nystagmus möglich)
- **DD:** Lagenystagmus bei neurologischen Erkrankungen (keine Latenz, keine Ermüdbarkeit)
- **Therapie** (Manöver ggf. durch Patienten mehrmals täglich selbst bis zur Beschwerdefreiheit durchführen lassen, Erfolgsrate 80–100 %)
  - **BPPV des posterioren Bogengangs**
    - Befreiungsmanöver nach **Epley**
      - Im Sitzen Drehung des Kopfes um 45° zum kranken Ohr
      - Kopf und Oberkörper nach hinten in leichte Kopfhängelage kippen, Position für 1 Minute halten
      - Kopf um 90° zum gesunden Ohr drehen
      - Kopf und Oberkörper in gleicher Richtung um weitere 90° drehen, Position für 1 Minute halten
      - In Sitzposition aufrichten
    - Befreiungsmanöver nach **Semont**
      - Im Sitzen Drehung des Kopfes um 45° zur gesunden Seite
      - Oberkörper um 90° zur kranken Seite lagern, Position für 1 Minute halten
      - Oberkörper um 180° zur gesunden Seite lagern, Position für 1 Minute halten

- BPPV des horizontalen Bogengangs
  - Im Liegen schrittweise Drehung der Körperlängsachse um 90° zur gesunden Seite
  - Abschließend mehrstündiges Liegen auf der gesunden Seite
- **Gufoni**-Manöver
  - Schnelle Lagerung vom Sitzen auf die Seite mit dem geringeren Nystagmus
  - Nach 2 sec Drehung des Kopfes um 45° nach unten, Position 2 Minuten halten

Neuropathia vestibularis

- **Klinik:** akuter Vestibularisausfall unklarer Ätiologie mit tagelangem Drehschwindel ohne cochleäre Symptome
- **Diagnostik**
  - Ausfallnystagmus zum gesunden Ohr
  - Thermische Untererregbarkeit oder Ausfall
  - Audiometrie unauffällig
  - Neurologisches Konsil
  - Ggf. KM-CCT im Akutstadium z.A. Apoplex

Cave: im Verlauf MRT z.A. z.B. Vestibularisschwannom!

- **Therapie** (nach AWMF-Leitlinie 2008)
  - Ggf. im Akutstadium Dimenhydrinat 50 mg Drg. p.o. alle 4–6 h, 150 mg spp. 1–2/d, 100 mg Amp. i.v. 1–3/d oder Diazepam 5–10 mg alle 4–6 h
  - 100 mg Methylprednisolon p.o./d, jeden 4. Tag um 20 mg reduzieren
  - Vestibularistraining durch Physiotherapeuten

Cave: Antivertiginosa frühzeitig absetzen (Hemmung der zentralen Kompensation)!

- **Prognose:** bei jüngeren Patienten gut, bei älteren teils unvollständige zentrale Kompensation

M. Menière

- **Pathophysiologie:** endolymphatischer Hydrops mit Attacken bei Ruptur der Reissner-Membran
- **Klinik/Diagnostik**
  - Drehschwindel (Minuten bis Stunden, meist horizontaler Reiz-, Ausfall- oder Erholungsnystagmus, thermisch ggf. Untererregbarkeit der betroffenen Seite)
  - Fluktuierendes Gehör (meist tiefe/mittlere Frequenzen betroffen, bei monosymptomatischem Auftreten nicht von Hörsturz zu unterscheiden)
  - Tinnitus (meist Rauschen)
  - Ohrdruck
  - In 30% beidseitige, meist asynchrone Erkrankung

Cave: im Verlauf MRT z.A. von z.B. Vestibularisschwannom!

- **Therapie** (nach AWMF-Leitlinie 2008)
  - Im Akutstadium Dimenhydrinat 50 mg Drg. p.o. alle 4–6 h, 150 mg spp. 1–2/d, 100 mg Amp. i.v. 1–3/d oder Diazepam 5–10 mg alle 4–6 h
  - Zur Senkung der Attackenfrequenz Betahistin (z. B. 3 x 48 mg/d über 12 Monate, Off-Label-Use; wirksamer als 3 x 16–24 mg/d), ggf. transtympanale Instillation von Gentamicin oder Glukokortikoiden
  - Ggf. operative Verfahren als Ultima Ratio (z.B. Sakkotomie, Neurektomie des N. vestibularis)

Cave: Antivertiginosa frühzeitig absetzen (Hemmung der zentralen Kompensation)!

Tumoren

Vestibularisschwannom

- Benigner Tumor der Schwann-Zellen des VIII. Hirnnervs (N. vestibulocochlearis), gelegentlich auch bilateral (Neurofibromatose Typ 2)
  Stadieneinteilung:
  - **T1:** Tumor ausschließlich im inneren Gehörgang (Anmerkung: auch primär extrameatale Lokalisation möglich)
  - **T2:** Tumor verlässt inneren Gehörgang
  - **T3:** Tumor erreicht Hirnstamm
  - **T4:** Tumor imprimiert Hirnstamm
- **Klinik:** Tinnitus (meist Erstsymptom!), progrediente Schallempfindungs-Schwerhörigkeit, Dreh- oder Schwankschwindel, ggf. Nachbarschaftssymptome (Hypästhesie äußerer Gehörgang/R. auricularis n. facialis = Hitselberger-Zeichen, Fazialis-/Abducensparese, Trigeminushypästhesie, Kleinhirn-/Hirndrucksymptome)
- **Diagnostik:** BERA (Sensitivität ca. 90%), KM-MRT (Sensitivität knapp 100%)
  Cave: gutes Ansprechen eines „Hörsturzes" auf Glukokortikoide schließt kein Vestibularisschwannom aus (vorübergehende Funktionsverbesserung durch Reduktion des Tumorödems)!
- **Therapie**
  - Bei Tumoren < 1 cm „Watchful Waiting" (regelmäßige MRT-Kontrollen), Radiotherapie oder oto-/neurochirurgische OP
  - Bei größeren/wachsenden Tumoren Radiotherapie oder OP
  - Therapie jeweils abhängig von Gehör, Alter, Allgemeinzustand und Einstellung des Patienten

1.3 Hörsysteme

Luftleitungshörgeräte

- **Indikation** (nach den Heil- und Hilfsmittelrichtlinien)
  - Sprachaudiogramm: Einsilberverständlichkeit auf dem besseren Ohr ≤ 80% bei 65 dB
  - Tonschwellenaudiogramm: Hörverlust auf dem besseren Ohr ≥ 30 dB in einer der Prüffrequenzen zwischen 0,5 und 3 kHz, bei einseitiger Schwerhörigkeit Hörverlust ≥ 30 dB bei 2 kHz oder mindestens zwei Prüffrequenzen zwischen 0,5 und 3 kHz

Cave: Insbesondere bei Kindern ist die Indikation großzügiger zu stellen, v. a. wenn die Verständlichkeit im Störschall eingeschränkt ist (bei fehlendem Nutzen kann die Versorgung immer noch abgebrochen werden); bei Kindern zusätzlich Einsatz einer FM-Anlage erwägen!

- **Sonderformen**
  - CROS-Versorgung bei einseitiger Taubheit (Mikrofon auf dem tauben, Lautsprecher auf dem normal hörenden Ohr)
  - BICROS-Versorgung (zusätzlich Versorgung eines Hörverlusts auf dem besseren Ohr)
- **Hörgeräteüberprüfung**
  - Freifeldmessung (Prüfung, ob mit Hörgeräten z. B. bei 65 dB das dBopt erreicht wird)
  - Box- oder In-situ-Messung (z. B. Prüfung der Verstärkung mit der Zielverstärkung nach DSL- oder NAL-Algorithmus)
  - Hörfeldaudiometrie (subjektives Lautheitsempfinden bei verschiedenen Frequenzen, Ziel ist die Annäherung an die Lautheitskurve Normalhörender)
  - Sprachaudiometrie im Störschall (z. B. Oldenburger Satztest/Kindersatztest, Ziel ist das Erreichen der Schwelle Normalhörender)

Knochenleitungshörgeräte

- **Indikationen**
  - Schallleitungs- oder kombinierte Schwerhörigkeiten (kein Tragen konventioneller Hörgeräte möglich, z. B. bei Fehlbildungen, chronischer Otorrhoe)
  - Einseitige Taubheit (ermöglicht pseudostereophones Hören ähnlich CROS-Versorgung)
- **Formen:** Anpassung über **Stirnband/Bügel** (bei Kleinkindern) oder **Knochenverankerung** über Titanschraube, Doppelmagnet oder Implantatsystem in Knochenbett mit externem Audioprozessor (bessere Ankopplung, ab etwa 5. Lj)

Aktive Mittelohrimplantate

- **Indikationen**
  - Bis zu hochgradiger Schallempfindungs-Schwerhörigkeit (Tragen konventioneller Hörgeräte nicht möglich oder nicht gewünscht)
  - Schallleitungs- und kombinierte Schwerhörigkeiten (z.B. Gehörgangsatresie, Mittelohrfehlbildung)
- **Formen**
  - **Teilimplantierbare** Systeme (z.B. Ankopplung eines Wandlers an Ossikel, PORP, TORP oder rundes Fenster, Sprachprozessor über Magnet außen am Schädel fixiert)
  - **Vollimplantierbare** Systeme (operativer Batteriewechsel nötig)

Cochlea-Implantate

- **Indikation**
  - **Kinder:** BERA-Schwellen beidseits schlechter 90 dB HL, unzureichende Sprachentwicklung unter Hörgeräteversorgung; je frühzeitiger die Implantation bei beidseits gehörlosen Kindern erfolgt, desto besser ist die Sprachentwicklung; ab dem 8. Lj bei bisher unversorgtem Hörverlust und ausgebliebener lautsprachlicher Entwicklung kein Nutzen bezüglich der lautsprachlichen Entwicklung mehr zu erwarten
  - **Erwachsene:** ≤ 30–40 % Einsilberverständlichkeit beidseits bei 65 dB im Freiburger Sprachtest als orientierende Richtlinie mit optimal angepassten Hörgeräten; Implantation nur sinnvoll bei (Rest-)Funktion des Hörnervs (z.B. audiometrisch nachgewiesene Hörreste, Ergebnis des Promontorialtests, möglichst bis zuletzt Tragen eines Hörgeräts auf dem ertaubten Ohr) und Motivation/Fähigkeit für die postoperative Rehabilitation
  - **Neue Indikation:** einseitige Ertaubung (meist nur bei hoher Motivation zur Rehabilitation)
- **Sonderform: elektroakustische Stimulation** (bei gutem Restgehör in tiefen und mittleren Frequenzen Kombination eines Hörgeräts mit einer nur basal in die Cochlea inserierten Elektrode zur Abdeckung der hohen Frequenzen)

1.4 Operative Verfahren

Parazentese/Paukendrainage

- **Prinzip:** Trommelfellschnitt im vorderen unteren Quadranten, ggf. Einlegen eines Paukenröhrchens (z.B. Kunststoff, Gold, Titan)
- **Aufklärung:** erneute OP nötig, bleibender Trommelfelldefekt, Schleimhautwucherungen, Verletzung der Gehörknöchelchen, Abrutschen des Röhrchens ins Mittelohr, Eindringen von Wasser zur Prophylaxe von Entzündungen vermeiden (z.B. gefettete Watte beim Duschen ins Ohr stecken, Schwimmverbot überholt, Verbot von Tauchen/Ins-Wasser-Springen ausreichend)
- **Nachbehandlung:** ohrmikroskopische Kontrollen, spontane Abstoßung des Paukenröhrchens abwarten oder manuell entfernen

Tympanoplastik

- **Einteilung nach Wullstein**
  - Typ I (Myringoplastik): Unterfütterung eines Trommelfelldefekts (z.B. Perichondrium, Temporalisfaszie), Kette intakt
  - Typ II: Wiederaufbau einer defekten Kette (drei Ossikel)
  - Typ III: Übertragung des Schalls vom Trommelfell zum Innenohr bei vorhandenem/fehlendem Stapesoberbau (Typ III A/B) z.B. durch Ambossinterponat, PORP, TORP oder direkte Anlagerung des Trommelfells an den Stapes (flache Pauke)
  - Typ IV: kleine Pauke ohne Ossikel mit Schallschutz des runden Fensters
  - Typ V: Schallzuführung über Bogengangsystem mit Schließen der Pauke
- **Aufklärung:** Hörverlust bis Ertaubung, Ohrgeräusche, Schwindel, Trommelfelldefekt, erneute OP, Gesichtsnervenlähmung, Geschmacksstörung, Hirnwasserfluss, Hirnhautentzündung, Narbenbildung
- **Vorbehandlung:** bei feuchtem Ohr Lokaltherapie (Reinigung, Ohrentropfen z.B. mit Ciprofloxacin oder 3% H_2O_2), ggf. abstrichgerechte i.v. Antibiose
- **Nachbehandlung:** postoperativ Kontrolle der vestibulocochleären Zeichen (Weber-Versuch, Frenzel-Brille, Knochenleitungsaudiogramm), ggf. nicht resorbierbare Fäden (meist bei retroaurikulärem Zugang vorhanden) nach ca. 7 d entfernen, Detamponade nach 1–3 Wochen nach Angabe des Operateurs, nach Detamponade ggf. antibiotische Ohrentropfen

2 Nase/Nasennebenhöhlen

2.1 Befunderhebung

2.1.1 Anamnese und klinische Untersuchung

Anamnese	
Erschwerte Nasenatmung, Rhinorrhoe, Schmerzen/Druckgefühl, Riechstörung, nasale Vorerkrankungen, Voroperationen, Allergien	
Klinische Untersuchung	
Inspektion	Äußere Nase (Deformitäten, Entzündungszeichen, Tumoren), Naseneingang (Stenose, Hidden Columella, Ansaugphänomen der Nasenflügel)
Anteriore Rhinoskopie	Vor/nach Abschwellen: Vestibulum/Septum/untere und mittlere Muschel (Septumdeviation, Leistenbildung, Schleimhautschwellung, Muschelhyperplasie, Blut, Borken, Polypen, Ulzerationen, Tumoren)
Posteriore Rhinoskopie	Choanen, hintere Muschelenden, Tubenwülste, Nasopharynx (Schleimhautschwellung, Sekret, Polypen, Adenoide, Tumoren)
Nasenendoskopie	Zusätzlich Beurteilung der ostiomeatalen Einheit und Riechspalte, ggf. der Nasennebenhöhlen (i.d.R. nur bei voroperierten Patienten)
Palpation	Nasengerüst/Mittelgesicht (Frakturzeichen), Nasennebenhöhlen (Druck-/Klopfschmerz), Austrittspunkte N. trigeminus

2.1.2 Funktionsdiagnostik

Glatzel-Platte

Orientierender Vergleich der Atemniederschläge rechtes/linkes Nasenloch

Rhinomanometrie

Beurteilung des seitengetrennten Obstruktionsgrades (vor und nach Abschwellen) durch atemsynchrone Messung der Volumengeschwindigkeit in Abhängigkeit von der narinochoanalen Druckdifferenz

Obstruktionsgrad	Volumengeschwindigkeit [cm^3/sec] bei 150 Pa
Keiner	> 500
Gering	300–500
Mittel	180–300
Hoch	< 180

Rhinoresistometrie

Basiert auf Rhinomanometrie; zusätzliche Berechnung rhinologisch relevanter Parameter zur Differenzierung der Obstruktionsursache (z.B. Schwellungen, Turbulenzen, Nasenflügelkollaps)

Akustische Rhinometrie

Objektivierung der inneren Nasengeometrie durch Analyse von Schallreflexionen vor und nach Abschwellen; typische Engstellen: Isthmus-Zacke und Concha-Senke

Olfaktometrie

Für die klinische Routine geeignet und gut validiert z.B. „Sniffin' Sticks®" (Fa. Burghart).

- Screening-Test (Identifikationstest mit 12 Riechstiften): Score > 9: Riechstörung unwahrscheinlich
- SDI-Wert-Bestimmung (Schwelle, Diskrimination, Identifikation, max. 48 Punkte):
  - > 30 Punkte: Normosmie
  - < 30 Punkte: Hyposmie
  - < 16 Punkte: funktionelle Anosmie
  - Oder Anwendung altersnormierter Werte (http://www.uniklinikum-dresden.de/das-klinikum/kliniken-polikliniken-institute/hno/forschung/interdisziplinares-zentrum-fur-riechen-und-schmecken/downloads/downloads/SDI_Normwerte_2012.pdf

Allergie-Diagnostik
Zur Abklärung nasaler Erkrankungen gehört auch die Allergiediagnostik → s. weiterführende Literatur

2.1.3 Bildgebung

Röntgen Nase/ NNH	• **Röntgen Nase seitlich:** Nachweis von Nasenpyramidenfrakturen, ggf. röntgendichten Fremdkörpern • **Röntgen Nasennebenhöhlen:** - **Okzipito-frontal:** Stirnhöhle, Siebbein, Orbita, Jochbein, Unterkiefer - **Okzipito-mental:** Stirn-, Kiefer-, Keilbeinhöhle, Orbitaboden, Mittelgesicht, Jochbogen, Septum/Muscheln
CT NNH (→ S. 100 f.)	Exakte Beurteilung Nase/Nasennebenhöhlen/Rhinobasis (knöcherne Strukturen/anatomische Variante, Sinusitis, Tumoren, Frakturen)
MRT NNH	Beurteilung von Weichteilprozessen, ggf. als Angio-MRT (Abklärung von gefäßreichen Tumoren)
Sonografie	• Frakturnachweis Nasenpyramide (B-Mode) • Orientierende Verlaufsuntersuchung Stirn-/Kieferhöhle, teils vorderes Siebbein (A-/B-Mode); A-Mode: - Vorderwandecho: physiologisch - Zusätzliches Hinterwandecho: sekretgefüllte Kiefer-/ Stirnhöhle - Zusätzlich variable Zwischenechos und Hinterwandecho: mit Gewebe ausgefüllte Kiefer-/Stirnhöhle

2.2 Krankheitsbilder

2.2.1 Äußere Nase

Fehlbildungen/Formfehler

Choanalatresie

Einseitige Choanalatresie
- **Klinik:** putride Rhinorrhoe
- **Therapie:** OP, falls Patient symptomatisch

Beidseitige Choanalatresie
- **Klinik:** Erstickungsanfälle bei geschlossenem Mund (z.B. Trinken)
- **Therapie:** umgehende Intubation, Perforation der Atresieplatte und endgültige Versorgung (ggf. mit Einlage eines Platzhalters, umstritten) in den ersten Monaten

Formfehler

Beispiele: Höcker-, Lang-, Breit-, Schief-, Spannungs-, Sattelnase
- **Ätiologie:** angeboren/Wachstumsstörung, Trauma/Entzündung, iatrogen (Septumplastik), Systemerkrankungen (M. Wegener, Tuberkulose, Lues)
- **Klinik:** kosmetische und/oder funktionelle Beeinträchtigung
- **Therapie:** Septorhinoplastik

Entzündungen

Erysipel

- **Klinik:** scharf begrenzte, flächenhafte Rötung, Fieber, ggf. Bläschen
- **Therapie:** z.B. Penicillin G (Streptokokkeninfektion), lokale Alkoholumschläge
- **DD:** Herpes zoster (segmental, einseitig, Bläschen)

Nasenfurunkel

- **Klinik:** Follikulitis mit unscharf begrenzter phlegmonöser Ausbreitung, druckschmerzhaft, fakultativ Fieber
  Cave: über Vv. angularis/opthalmica Sinus-cavernosus-Thrombose möglich (hohes Fieber, Cephalgien, Lidödem, Stauungszeichen am Auge, ggf. Opthalmoplegie; Warnzeichen: Druckschmerz/Rötung im medialen Augenwinkel)!
- **Therapie:** lokale und systemische Antibiose, z.B. Flucloxacillin, Aminopenicillin + Betalaktamaseinhibitor, Cephalosporin, weiche Kost, ggf. Furunkelinzision und Durchtrennung der V. angularis

Trauma

Nasenpyramidenfraktur

- **Klinik:** Hämatom, äußere und endonasale Schwellung, Epistaxis, Deviation der äußeren Nase (DD vorbestehend), ggf. Hautverletzung, ggf. offene Fraktur, ggf. zusätzlich Septumfraktur
- **Diagnostik:** Palpation (Stufenbildung, Krepitation), Röntgen Nase seitlich (Diagnose meist klinisch zu stellen, Bildgebung aus forensischen Gründen sinnvoll) oder CT NNH (bei V. a. Begleitverletzungen)
  Cave: bei jeder Nasenpyramidenfraktur durch Nasenendoskopie, ggf. Palpation mit Pinzette Septumhämatom ausschließen (Gefahr von Knorpelnekrose/ Septumabszess)
  Cave: an Begleitverletzungen denken (z.B. Mittelgesichts-, Orbitabodenfraktur, intrakranielle Blutung), ggf. CT-Diagnostik
- **Therapie**
  - **Geschlossene Fraktur:** äußerlich kühlen, abschwellendes Nasenspray, Indikationsstellung zur OP (Nasenpyramidenaufrichtung, ggf. Septumplastik) teils erst nach Rückgang der äußeren Schwellung möglich (Dislokation, Stufenbildung), OP innerhalb von 10 d nach Trauma durchführen (Anheben des Nasengerüsts mit Elevatorium, Modellieren mit den Fingern, Tamponade von innen, Denver-Splint für 1–2 Wochen)
  - **Offene Fraktur:** Tetanusschutz prüfen, umgehende chirurgische Versorgung
  - **Septumhämatom:** umgehende Entlastung durch Inzision, Septumschienen (z.B. Doyle-Splints) oder Tamponade einsetzen, antibiotische Prophylaxe (z.B. Cefuroxim)

2.2.2 Innere Nase/Nasennebenhöhlen

Formfehler

Nasenseptumdeviation

- **Formen:** angeborene oder erworbene (z.B. Nasentrauma) Abweichung der knorpeligen oder knöchernen Anteile aus der Medianebene, häufig Leistenbildung im Bereich der Prämaxilla und längs der Vomerkante, ggf. Luxatio (kaudale Septumkante seitlich der Columella sichtbar) oder Subluxatio septi (Sichtbarwerden der kaudalen Septumkante bei Druck auf die Nasenspitze), häufig in Kombination mit Nasenmuschelhyperplasie
- **Klinik:** erschwerte Nasenatmung, ggf. häufige Sinusitiden, ggf. Mundatmung mit chronischer Pharyngolaryngitis, ggf. Rhonchopathie, ggf. Kopfschmerzen bei Kontakt Septum und laterale Nasenwand
- **Therapie:** Septumplastik

Cave: Septumdeviationen sind häufig (ca. 80%) und haben nicht immer Krankheitswert (an DD der erschwerten Nasenatmung denken, z.B. Allergien, Nasenklappenpathologien)!

Nasenseptumperforation

- **Ursachen:** Nasentrauma (insbesondere bei Septumhämatom/-abszess), Septumplastik, Ätzung/Elektrokauterisation bei Epistaxis, Systemerkrankungen, Rhinitis sicca, Toxine (z.B. Kokain)
- **Klinik:** ggf. rezidivierende Epistaxis, Pfeifgeräusch, Krustenbildung, erschwerte Nasenatmung
- **Therapie:** Nasenpflege mit Dexpanthenol-haltiger Nasensalbe und Salzwassernasenspülungen, ggf. operativer Verschluss symptomatischer Perforationen

Nasenmuschelhyperplasie

- Bevorzugt untere Nasenmuscheln, ggf. Auftreibung der mittleren Muschel als Concha bullosa
- **Klinik:** analog Septumdeviation
  Cave: Eine von Patienten häufig beklagte zyklisch schlechtere Nasenatmung einer Seite bzw. auf der unten liegenden Nasenseite in Seitenlage ist meist normal (Nasenzyklus)!
- **Therapie:** sofern möglich, kausal (z.B. bei allergischer/entzündlicher/hormoneller/medikamentöser Genese), topische Steroidtherapie, ggf. operative Muschelverkleinerung

- **Cave:** „abschwellende" Nasentropfen/-sprays (α_1-Sympathomimetika) dürfen maximal ca. 10 Tage am Stück verwendet werden, Gefahr der „Abhängigkeit" durch reflektorische Muschelhyperplasie (**„Privinismus"; Therapie:** Entwöhnung durch Umstellung auf steroidhaltiges Nasenspray und Weglassen des abschwellenden Nasensprays auf zunächst nur einer Seite, ggf. operative Muschelverkleinerung)!

Entzündungen

Akute Rhinitis/Rhinosinusitis

Akute virale Rhinitis/Rhinosinusitis

- **Klinik:** allgemeines Krankheitsgefühl, häufig afebril, Niesreiz, wässrige oder eitrige Rhinorrhoe, Kopfdruck, Reizhusten, Sinusitis nicht immer symptomatisch
- **Diagnostik:** Rötung/Schwellung der Nasenschleimhaut
- **Therapie:** symptomatische Therapie (z.B. Nasenspray, Inhalationen warmer Dämpfe), selbstlimitierend nach circa einer Woche

Akute bakterielle Rhinosinusitis

Meist rhinogen (Streptococcus pneumoniae, Haemophilus influenzae), selten dentogen

- **Klinik:** Symptome der akuten viralen Rhinitis, zusätzlich starke Kopfschmerzen, häufig Schmerzverstärkung durch Kopfvorbeugung, Schmerzmaximum über betroffener NNH (bei Keilbeinhöhle uncharakteristisch)
- **Diagnostik:** häufig Eiterstraßen im mittleren Nasengang, auf bildgebende Diagnostik kann bei typischer Klinik i.d.R. verzichtet werden (außer bei V.a. Komplikationen!); mikrobiologische Diagnostik bei unkomplizierten Verläufen nicht sinnvoll; bei Sinusitis maxillaris Zähne auf Klopfschmerz prüfen, ggf. zahnärztliches Konsil
- **Therapie**
  - Symptomatische Therapie (z. B. Nasenspray, Inhalationen warmer Dämpfe, Analgetika), ggf. Phytotherapeutika, ggf. Antibiotika (bei Fieber, starken Beschwerden, beginnenden Komplikationen, Patienten mit Grunderkrankungen, z. B. Amoxicillin p.o. für 7–10 d), ggf. topisches Steroidnasenspray
  - Bei schweren /therapieresistenten Verläufen stationäre Aufnahme und Antibiotikatherapie i.v. (z. B. Cefuroxim, Amoxicillin/Clavulansäure), tägliche hohe Einlagen, ggf. Steroide i.v. (z. B. 250 mg Prednisolon), ggf. operative Drainage bei Versagen der konservativen Therapie oder bei rhinosinugenen Komplikationen

Chronische Rhinitis/Rhinosinusitis

Chronisch-unspezifische Rhinosinusitis/rezidivierende akute Sinusitiden

- **Klinik:** Druckgefühl, Cephalgien, behinderte Nasenatmung, anteriore oder posteriore Rhinorrhoe, Riechstörung, Infektneigung, ggf. sinubronchiales Syndrom
- **Diagnostik**
  - Klinische Diagnose oft unsicher
    Cave: bei chronischer Sinusitis an allergische/dentogene Genese, nasale Tumoren sowie alle DD von Kopfschmerzen denken (ggf. neurologisches Konsil), bei chronischer Rhinitis auch an spezifische Erreger (z.B. Tuberkulose; Biopsie), Systemerkrankungen (z.B. M. Wegener; Biopsie, Rheuma-Serologie)
  - CT-Diagnostik (evtl. erst nach konservativem Behandlungsversuch); **Lund-Mackay-Score** zum CT-Staging der chronischen Rhinosinusitis (maximal 24 Punkte); seitengetrennte Beurteilung von Sinus maxillaris/ frontalis/sphenoidalis, vorderem/hinterem Siebbein, ostiomeataler Einheit
    → 0 Punkte: keine Verschattung
    → 1 Punkt: partielle Verschattung
    → 2 Punkte: komplette Verschattung (bei Beurteilung der ostiomeatalen Einheit nur 0 oder 2 Punkte möglich)
- **Therapie:** konservativer Behandlungsversuch mit Antibiotika (z.B. Amoxicillin/ Clavulansäure, Cefuroxim), steroidhaltigem Nasenspray, Salzwassernasenspülungen; bei fehlendem Therapieerfolg FESS (Functional Endoscopic Sinus Surgery)

Polyposis nasi et sinuum

Rezidivfreudige chronisch-hyperplastische Sonderform der Rhinosinusitis mit glasigen Schleimhautprotrusionen unklarer Ursache (Assoziation zu Allergien, Asthma bronchiale, Analgetika-Intoleranz, Mukoviszidose, primärer Ziliendyskinesie)
Cave: insbesondere bei einseitigen „Polypen" an DD Tumor denken, ggf. histologische Abklärung (jedoch Cave mit vorschneller Biopsie, DD auch Meningoenzephalozele!)

- **Gradeinteilung** nach **Lund und Mackay**
  - **Grad 0:** keine Polypen sichtbar
  - **Grad 1:** Polypen im mittleren Nasengang
  - **Grad 2:** Polypen außerhalb des mittleren Nasengangs ohne komplette Verlegung der Nasenhaupthöhle
  - **Grad 3:** komplette Verlegung der Nasenhaupthöhle

- **Therapie:** zunächst konservative Therapie mit topischen Steroiden, ggf. orale Steroide nach festem Schema (z.B. Prednisolon 16 mg d 1–2, 12 mg d 3–4, 8 mg d 5–6, 4 mg d 7–8 oder Betamethason 0,5 mg 2 x/d für 1 Woche, 1/d für weitere 2 Wochen), ggf. Hyposensibilisierung bei Allergien, orale Desaktivierung bei Analgetika-Intoleranz, bei Versagen der konservativen Therapie FESS (prä-/postoperativ orales Steroidschema sinnvoll, postoperativ Prophylaxe mit topischen Steroiden für zunächst 3 Monate sinnvoll)

Kieferhöhlenzysten

Häufig Zufallsbefunde in der Bildgebung, operative Therapie nur bei Symptomen

Mukozelen

Entstehung teils durch narbige Verlegung eines NNH-Ausführungsgangs (z.B. nach Trauma, NNH-OP, spontan), aufgrund des verdrängenden Wachstums fast immer operative Eröffnung indiziert, abgeschottetes Kompartiment, daher konservative Therapie nur bei akuter Entzündung sinnvoll

Myzetom/Pilzball (meist Aspergillom)

- **Klinik:** häufig wenig symptomatische, nichtinvasive mykotische Sinusitis maxillaris, ggf. lokal destruierender Prozess, selten fulminante Verläufe
- **Diagnostik:** ggf. bröcklige Pilzmassen im mittleren Nasengang, CT-morphologisch ggf. metalldichte Verkalkungen
- **Therapie:** operative Sanierung, Antimykotika nur bei invasiver Mykose

Rhinosinugene Komplikationen

Orbitale Komplikationen

- Vier typische **Stadien**
  - **Orbitaödem:** Lidschwellung/-rötung (DD Dakryoadenitis/-zystitis)
  - **Periostitis:** zusätzlich meist Schmerzen im medialen Augenwinkel
  - **Subperiostalabszess:** zusätzlich Motilitätsstörung, Protrusio bulbi
  - **Orbitaphlegmone:** ausgeprägte Motilitätsstörung, Protrusio bulbi, Chemosis, Visusverlust
- **Diagnostik:** bei V. a. orbitale Beteiligung einer Rhinosinusitis immer CT-Diagnostik und augenärztliches Konsil

Therapie: i.d.R. konservative Therapie bei Orbitaödem/Periostitis (z.B. Amoxicillin/Clavulansäure i.v.), umgehende operative Entlastung bei Subperiostalabszess/Orbitaphlegmonen oder bei Versagen der konservativen Therapie

Ostitis/Osteomyelitis

Meist Os frontale als Komplikation einer Sinusitis frontalis betroffen

- **Klinik:** teigige Schwellung/Rötung der Stirn (DD alleinige oder begleitende Infiltration der Gesichtsweichteile, präfrontaler Abszess)
- **Therapie:** operative Sanierung (Entfernen entzündlich veränderten Knochens), Antibiose über 4 Wochen (z.B. Amoxicillin/Clavulansäure, Clindamycin, bei Pseudomonas Ciprofloxacin)

Endokranielle Komplikationen

Meningitis, Epidural-, Subdural-, Hirnabszess, Sinus-cavernosus-Thrombose; bei klinischem Verdacht CT/MRT durchführen, ggf. neurologisches/neurochirurgisches Konsil!

Allergische Rhinitis

- **Klinik:** saisonale oder perenniale wässrige Rhino-Konjunktivitis, Nies-/Juckreiz, nasale Obstruktion, evtl. Komorbidität mit chronischer Rhinosinusitis, Asthma bronchiale, atopischem Ekzem
- **Diagnostik:** genaue Anamnese, häufig livide ödematöse Nasenmuscheln, Allergiediagnostik (z.B. Allergiescreening im Nasensekret, Hauttests, serologische Diagnostik, Provokationstests; häufige Allergene z.B. Baum- und Gräserpollen, Hausstaubmilbe, Tierepithelien, Schimmelpilze)
- **Therapie**
  - Kausal: Allergenkarenz, Hyposensibilisierung
  - Symptomatisch: u.a. topische Steroide (z.B. Mometason-Nasenspray), orale Antihistaminika (z.B. Desloratadin 5 mg Tbl. 1 x /d, Fexofenadin 120 mg Tbl. 1x/d)

Nichtinfektiöse, nichtallergische Rhinitis

- **Irritativ-toxische Rhinitis** (Rauchen, Chemikalien); Therapie: Karenz
- **Rhinitis medicamentosa** (u.a. ACE-Hemmer, Betablocker, „Privinismus" durch Abusus von abschwellenden Nasensprays); Therapie: sofern möglich Medikamentenumstellung, bei „Privinismus" Entwöhnung durch Umstellung auf steroidhaltiges Nasenspray und Weglassen des abschwellenden Nasensprays auf zunächst nur einer Seite, ggf. operative Muschelverkleinerung
- **Hormonelle Rhinitis** (Schwangerschaft, orale Kontrazeptiva), Therapie: ggf. topisches Steroid
- **Idiopathische Rhinitis** (früher „vasomotorische Rhinitis", Ausschlussdiagnose), Therapie: topisches Steroid (meist wenig wirksam), lokales Capsaicin (in Deutschland nicht erhältlich), lokales Ipatropiumbromid (in Deutschland nicht als Nasenspray erhältlich), ggf. nasale Botulinumtoxin-Injektion

- **NARES** (Non-allergic Rhinopathia with Eosinophilia Syndrome, Eosinophilie in der Nasenzytologie und Ausschluss anderer nasaler Erkrankungen), Therapie: topisches Steroid

Trauma

Orbitawandfraktur

„Blow-out-Fraktur": Fraktur des Orbitabodens, der medialen Orbitawand oder Kombination

- **Klinik:** Lidhämatom, ggf. Doppelbilder/Bulbusmotilitätsstörung, Enophthalmus, Sensibilitätsdefizit N. infraorbitalis
- **Diagnostik:** CT NNH, ggf. augenärztliches Konsil
- **Therapie**
  - Isolierte **Fraktur der medialen Orbitawand:** meist konservativ (Schnäuzverbot, abschwellende Nasentropfen), ggf. antibiotische Prophylaxe (z.B. Cefuroxim), ggf. operative Revision (z.B. bei Intrusion von Knochenfragmenten mit Behinderung der Bulbusmotilität)
  - **Orbitabodenfraktur**: konservative Therapie (s.o.) bei nicht dislozierten Frakturen; operative Revision (Reposition des Orbitainhalts und Unterfütterung z.B. mit PDS-Folie) bei orbitaler Hernie in die Kieferhöhle, Bulbusmotilitätsstörung, Sensibilitätsdefizit N. infraorbitalis

Laterale Mittelgesichtsfrakturen

Isolierte Jochbogen-Impressionsfraktur

- **Klinik:** Weichteileinziehung, behinderte Mundöffnung
- **Diagnostik:** CT NNH (ggf. „Henkeltopf"-Röntgenaufnahme zum Frakturausschluss)
- **Therapie:** bei nicht dislozierten Frakturen meist konservative Therapie ausreichend (kühlen, Antiphlogistikum, z.B. Ibuprofen); bei dislozierter Fraktur operative Revision (meist Reposition über Hautschnitt ohne Osteosynthese ausreichend)

„Dreifußfraktur": laterale Orbitawand, Orbitaboden, laterale Kieferhöhlenwand, Jochbogen

- **Klinik:** Monokelhämatom, Stufenbildung unterer und lateraler Orbitarand, Sensibilitätsdefizit N. infraorbitalis, Doppelbilder/Bulbusmotilitätsstörung, Bulbusverlagerung, Kieferklemme
- **Diagnostik:** CT NNH, ggf. augenärztliches/kieferchirurgisches Konsil

- **Therapie**
  - Konservative Therapie bei nicht dislozierten Frakturen meist ausreichend (kühlen, Antiphlogistikum, z.B. Ibuprofen), Schnäuzverbot, abschwellende Nasentropfen, ggf. antibiotische Prophylaxe (z.B. Cefuroxim)
  - Operative Revision bei dislozierten Frakturen (Reposition, Plattenosteosynthese)

Zentrale Mittelgesichtsfrakturen

Kraniofaziale Absprengfrakturen

Meist polytraumatisierte Patienten, ggf. heftige Blutungen aus Mund oder Nase, Weichteilverletzungen und -hämatome (auch Monokel-/Brillenhämatom), Weichteilemphysem, Sensibilitätsstörung (z.B. N. infraorbitalis, N. nasociliaris), Rhinoliquorrhoe (Nachweis von Beta-2-Transferrin), Bulbusverlagerung, Doppelbilder, Läsion des N. opticus, Abriss der Fila olfactoria, Kieferklemme, Okklusionsstörung

- **Einteilung**
  - **Le Fort I/Guerin:** basale Absprengung der Maxilla
  - **Wassmund I:** Absprengung der gesamten Maxilla außer Nasenwurzel
  - **Le Fort II/Wassmund II:** Absprengung der gesamten Maxilla einschließlich Nasenwurzel
  - **Wassmund III:** Absprengung des Viszero- vom Neurokranium außer Nasenwurzel
  - **Le Fort III/Wassmund IV:** Absprengung des Viszero- vom Neurokranium einschließlich Nasenwurzel
- **Diagnostik:** umfassende klinische Untersuchung, CT NNH, interdisziplinäre Zusammenarbeit mit Mund-Kiefer-Gesichts-, Neuro-, Unfallchirurgie, Ophthalmologie
- **Therapie**
  - Konservative Therapie bei nicht dislozierten, nicht mobilen Fragmenten ohne Okklusionsstörung (flüssige Kost, Schnäuzverbot, abschwellendes Nasenspray, antibiotische Prophylaxe, z.B. mit Cefuroxim)
  - Operative Revision bei dislozierten oder mobilen Fragmenten sowie persistierender Rhinoliquorrhoe (je nach Dringlichkeit sofort, z.B. bei unstillbarer Blutung, drohendem Visusverlust oder nach Abklingen der akuten Weichteilschwellung)

Frontobasale Frakturen

Rhinobasisfrakturen mit Beteiligung der NNH und/oder des Orbitadachs

- **Einteilung**
  - **Escher I:** hohe frontobasale Fraktur (Trümmerfraktur Os frontale)
  - **Escher II:** lokalisierte mittlere frontobasale Fraktur (Lamina cribrosa, Crista galli, Siebbein-/Keilbeinhöhlendach)
  - **Escher III:** kombinierte frontobasale Fraktur mit Abriss des Gesichtsschädels
  - **Escher IV:** laterale frontobasale Fraktur mit Beteiligung des Orbitadachs
- **Diagnostik/Therapie:** vgl. zentrale Mittelgesichtsfrakturen, i.d.R. aufgrund von Durazerreißung mit Rhinoliquorrhoe, meist operative Revision indiziert, Antibiotika-Prophylaxe mit liquorgängigem Antibiotikum (z.B. Cefotaxim, Ceftriaxon)!

Tumoren

Benigne Tumoren

Osteom

Lokalisation meist Stirnhöhle oder Siebbein, häufig Zufallsbefund, operative Entfernung nur bei Symptomen (Kopfschmerzen, behinderte NNH-Drainage)

Papillom

Meist invertiertes Papillom, lokal verdrängendes Wachstum, selten maligne Entartung, immer chirurgische Therapie mit ausreichendem Sicherheitsabstand, lebenslange regelmäßige endoskopische Kontrollen

Cave: endoskopisches Bild häufig ähnlich der Polyposis nasi, daher bei „einseitiger Polyposis nasi" immer histologische Abklärung erforderlich!

Maligne Tumoren

Die zwei häufigsten Nasen- bzw. NNH-Tumoren sind das Plattenepithel- und das Adenokarzinom.

Ätiologie: ggf. Verursachung durch Nickel (Plattenepithelkarzinom) bzw. Hartholzstäube (Adenokarzinom), Meldung als Berufskrankheit!

Therapie: Tumorresektion, ggf. primäre, adjuvante oder palliative Radio(-chemo-)therapie

Varia

Epistaxis

- **Sofortmaßnahmen:** Eiskrawatte, digitale Kompression der Nasenflügel, Blutdruckmessung (ggf. vorsichtige Senkung, z.B. 1–2 Hübe Nitrospray, ggf. Volumengabe, z.B. Ringer-Lösung), ggf. Blutabnahme (bei länger bestehender oder rezidivierender Blutung Blutbild/Gerinnung bestimmen)
- **Rhinoskopie/Endoskopie** zur Lokalisierung der Blutungsquelle, Einlage von Watte, getränkt mit abschwellenden Nasentropfen und Lokalanästhetikum
  - **Blutungsquelle sichtbar** (i.d.R. bei anteriorer Epistaxis): bipolare Elektrokoagulation (**Cave**: nicht bds. am Septum an korrespondierenden Stellen koagulieren, Gefahr der Entwicklung einer Septumperforation)
  - **Blutungsquelle nicht sichtbar** (i.d.R. bei posteriorer Epistaxis): dachziegelartige Salbenstreifentamponade (i.d.R. bds. tamponieren, um Gegendruck zu erzielen; Tamponade frühestens nach 48 h entfernen, ggf. antibiotische Prophylaxe, z.B. mit Cefuroxim), alternativ z.B. Einlage von Gelatinetamponade (bei leichteren Blutungen ggf. ausreichend, Vorteil: selbstauflösend), Einsetzen von blockbaren Ballonkathetern, ggf. Exploration und operative Blutstillung in ITN
- Ggf. **stationäre Aufnahme** zur Überwachung (z.B. multimorbide Patienten, hoher Blutverlust), ggf. Gabe von Erythrozytenkonzentraten
- **Prophylaxe:** Nasenpflege mit Dexpanthenol-haltiger Nasensalbe, bei Blutdruck-/Gerinnungsproblematik hausärztliche/internistische Vorstellung

Cave: bei rezidivierender Epistaxis auch an Nasen-/NNH-Tumoren denken!

Cave: bei Patienten mit M. Osler auf traumatisierende Blutstillungsmaßnahmen (z.B. Koagulation, Ätzung, Salbenstreifentamponade) möglichst verzichten! Blockbare Katheter mit CMC-Beschichtung sind relativ schleimhautschonend. Prophylaxe z.B. durch lokale Östriolsalbe, Laserkoagulation der Osler-Herde

Riechstörungen

Entscheidend: Abgrenzung sinunasale (meist konduktiv und/oder entzündlich bedingte Riechstörung) und nicht-sinunasale Riechstörung (meist primäre Schädigung des Riechapparats) durch Anamnese, Nasenendoskopie, ggf. CT/MRT, internistisches/neurologisches Konsil

Sinunasale Riechstörung

Behandlung der Grunderkrankung (z.B. chronische Rhinosinusitis, Septumdeviation, Nasenmuschelhyperplasie)

Nicht-sinunasale Riechstörung

- **Postviral/posttraumatisch:** Steroidversuch (z.B. Prednisolon 60 mg d 1–3, 50 mg d 4–6, 40 mg d 7–9, 30 mg d 10, 20 mg d 11, 10 mg d 12), Riechtraining, z.B. mit überschwelligen Duftreizen
- **Toxisch:** Noxenelimination
- **Angeboren:** keine Therapie bekannt
- Andere (erkennbare internistische, neurologische oder psychiatrische Genese, z.B. Diabetes mellitus, Hypothyreose, Nieren-/Leberinsuffizienz, M. Parkinson, M. Alzheimer, Multiple Sklerose): Behandlung der Grunderkrankung

2.3 Operative Verfahren

Septumplastik nach Cottle

- **Prinzip:** Hemitransfixionsschnitt, ein- oder beidseitiges Ablösen des Mukoperichondriums und Mukoperiosts, Mobilisation des Septumknorpels vom knöchernen Septum und Nasenboden, Streifenresektion von überschüssigem Knorpel, ggf. Entfernung von basalen Leisten und knöchernen Spornen, Reimplantation von gecrushtem Knorpel, Einsetzen von Septumschienen (z.B. Doyle-Splints), ggf. Fingerlingtamponaden
- **Aufklärung:** fortbestehende Nasenatmungsbehinderung, Blutung/Nachblutung, Bluterguss/Eiteransammlung zwischen Nasenscheidewand und Schleimhaut, äußerlich sichtbare Deformitäten (z.B. Sattelnase), Loch in der Nasenscheidewand, trockene Nase mit Krustenbildung, Gefühlsverlust der oberen Schneidezähne, der Oberlippe und des Gaumens, Hirnwasserfluss, Hirnhautentzündung, Riech-/Sehstörung
- **Nachbehandlung:** Detamponade am 1. postoperativen Tag, Entfernung der Septumschienen am 3.–4. postoperativen Tag, dem Patienten Nasensalbe zur mehrfachen täglichen Applikation aushändigen (Aufweichen von harten Krusten), regelmäßiges Absaugen mit weichem Silikonschlauch

Endoskopkontrollierte endonasale Nasennebenhöhlen-Operation

- **Prinzip:** Wiederherstellen der physiologischen Belüftungswege, i.d.R. Infundibulotomie (Abtragen des Processus uncinatus, Abtragen der Bulla ethmoidalis), je nach Beschwerden und CT-Befund anteriore oder komplette Ethmoidektomie, Stirn- und Keilbeinhöhleneröffnung
  Cave: präoperativ immer (nicht zuletzt aus medikolegalen Gründen) aktuelles CT NNH erforderlich!
- **CT-Checkliste**
  - **Infundibulum ethmoidale** (**Cave:** akzidentelle Eröffnung der Orbita bei Abtragen eines eng anliegenden Processus uncinatus, behinderte Stirnhöhlendrainage je nach kranialer Anheftung des Processus uncinatus)
  - **Mittlere Muschel** (Landmarke, Concha bullosa)
  - **Frontoethmoidale Zellen,** Klassifikation nach Kuhn/Bent
    - ° Agger-nasi-Zellen
    - ° Zellen des Septum interfrontale
    - ° Frontale Zellen
      - → K1/2: einzelne/mehrere Zelle(-n) im Recessus frontalis oberhalb einer Agger-nasi-Zelle
      - → K3: einzelne stark pneumatisierte Zelle im Recessus frontalis oberhalb einer Agger-nasi-Zelle mit Ausdehnung in den Sinus frontalis
      - → K4: isolierte Zellen im Sinus frontalis
    - ° Bulla frontalis
    - ° Suprabulläre Zellen
    - ° Supraorbitale Siebbeinzellen
  - **Infraorbitale Zellen** (Haller-Zellen, mögliche Ursache für Kieferhöhlenprobleme)
  - **Vordere Schädelbasis,** Einteilung nach **Keros**
    - ° **Typ I:** flaches Siebbeindach, laterale Lamelle der Lamina cribrosa ≤ 3 mm
    - ° **Typ II:** laterale Lamelle der Lamina cribrosa 4–7 mm
    - ° **Typ III:** laterale Lamelle der Lamina cribrosa 8–16 mm („gefährliches Siebbein")
    - ° **Cave:** freier Verlauf der A. ethmoidalis anterior durch das Siebbeindach bei Keros Typ II/III!
  - **Sphenoethmoidale Zellen** (z.B. Onodi-Zellen mit engem Kontakt zu N. opticus/ A. carotis interna)
  - **Ossäre Dehiszenzen** (z.B. prolabierender Orbitainhalt, freiliegende Dura, Septierung der Keilbeinhöhle zum Canalis caroticus)

- **Aufklärung:** s. Septumplastik (→ S. 55), zusätzlich: erneute Beschwerden, erneute Operation, Entzündung der Gesichtsweichteile, Tränenabflussstörung, Gefühlsstörung/Schmerzen Stirn, Wange, Zähne
- **Nachbehandlung:** direkt postoperativ nur zurückhaltendes schonendes Entfernen/Absaugen von Krusten/Sekret (**Cave:** Erzeugen einer blutenden Schleimhautläsion mit erneuter Krustenbildung und Vernarbungstendenz), ggf. Aufweichen von Krusten mit weicher Nasensalbe, ggf. topisches/orales Steroid (insbesondere bei Allergie- und Polyposis-Patienten, z.B. Mometason Nasenspray 2 x/d 2 Hübe bds., Betamethason Tbl. 0,5 mg 2 x/d für 1 Woche, 1 x/d für weitere 2 Wochen), nach einer Woche ggf. Nasenspülung mit Salzwasser, endoskopische Nachkontrollen (ggf. vorsichtiges Lösen von Synechien)

3 Mundhöhle/Rachen

3.1 Befunderhebung

3.1.1 Anamnese und klinische Untersuchung

Anamnese	
Schnarchen, Verschleimung/Auswurf, Fremdkörpergefühl, Mundtrockenheit, Geschmacksstörung, Schmerzen (Lokalisation/Ausstrahlung, Auslöser), Dys-/Odynophagie	
Klinische Untersuchung	
Inspektion	Sorgfältige komplette Mundhöhleninspektion mit Spatel, Zahnprothese ggf. herausnehmen lassen: Wangeninnenseite/Mundboden/Zunge/Glossotonsillarfurche/Gaumen/Rachenhinterwand (Feuchtigkeit, Oberflächenveränderungen, Entzündungszeichen, ggf. Sensibilität), Tonsillen (Größe, Symmetrie, Oberflächenveränderungen, Entzündungszeichen, ggf. Exprimat), Gaumensegel (Tiefstand/Webbing, Uvula bifida/elongata), Zahnstatus, Wharton- und Stenon-Gang (ggf. Speichel ausmassieren), Motilitätsprüfung Zunge (Abweichung zur kranken Seite bei Hypoglossusparese) und Gaumensegel (bei Phonation Abweichung zur gesunden Seite bei Glossopharyngeusparese)
Endoskopie	Nasopharynx (Nasenendoskopie, posteriore Rhinoskopie): Dach, Hinterwand, Choanen, Tuben, Adenoide, Schleim/Eiter/Blut, Tumoren Oro-/Hypopharynx: Beurteilung Zungengrund/Hypopharynx (Oberflächenveränderungen, Speichelsee) mit Lupenlaryngoskop (bzw. mit starren Stützautoskopen in ITN)
Palpation	Ggf. Palpation suspekter Befunde (sofern möglich bimanuell)

3.1.2 Funktionsdiagnostik

Geschmacksprüfung			
Gut validiertes Verfahren z.B. Burghart TasteStrips® (seitengetrennte Identifikation von vier Geschmacksqualitäten in je vier Konzentrationen, maximal 32 Punkte möglich)			
Normogeusie	Alter	Männer	Frauen
	18–40	≥ 17	≥ 19
	41–60	≥ 9	≥ 15
	> 60	≥ 9	≥ 10

Polysomnografie

- **Messgrößen/Ableitungen**

EEG, EOG, EMG, EKG, Pulsoximetrie, Schnarchmikrofon, Körperlagesensor, oronasaler Luftfluss (Thermistor und/oder Staudruckmessung), Messaufnehmer für thorakale/abdominelle Atemexkursionen, Videoaufzeichnung

- **Parameter (Auswahl)**

Gesamtschlafzeit, Schlafstadienlatenz, Schlafstadienverteilung (Normalwerte alters- und geschlechtsabhängig, NREM-Schlaf ca. 80%, REM-Schlaf ca. 20%), respiratorische Ereignisse (obstruktive/zentrale/gemischte Apnoen, Hypopnoen, RERA, Cheyne-Stokes-Atmung), Sauerstoffsättigung/-entsättigung, Bewegungsstörungen (z.B. periodische Beinbewegungen)

3.1.3 Bildgebung

Röntgen	• **Hals seitlich:** ggf. Ausschluss röntgendichter Fremdkörper • **Orthopantomogramm:** dentogene Prozesse, Processus styloideus • **„Breischluck"** (Barium-Breischluck, bei V.a. Perforation mit wasserlöslichem Kontrastmittel): Divertikel, Stenosen, Motilitätsstörung, Kontrastmittelaustritt (z.B. Kontrolle Pharynxnaht nach Laryngektomie, Kontrolle nach Schwellendurchtrennung Zenker-Divertikel); Alternative: Hochgeschwindigkeitskinematografie (bessere zeitliche Auflösung)
CT	Nach Kontrastmittelgabe Abklärung Tumoren, Abszesse, Knochenarrosion

MRT	Abklärung Weichteilprozesse, ggf. Angio-MRT bei gefäßreichen Tumoren oder Gefäßpathologien (Alternative: digitale Subtraktionsangiografie)
Sonografie	Im B-Mode Darstellung Speichelsteine, Abszesse, Zysten, Tumoren im Bereich Mundboden/Zunge

3.2 Krankheitsbilder

Entzündungen

Mundbodenphlegmone/-abszess

- **Ursache:** bakterielle Infektion, ggf. mit Abszedierung von Mundboden/Zunge bei Entzündungen von Zähnen, Speicheldrüsen oder Lymphknoten, Schleimhauttrauma
- **Klinik:** Fieber, Odynophagie, Kieferklemme, Sialorrhoe
- **Diagnostik:** harte Submentalregion, Lymphadenopathie, Lupenlaryngoskopie z.A. Larynxödem, Sonografie (Abszessnachweis, Ausschluss Speichelstein), Abstrich aus Eiter/Punktat, ggf. zahnärztliches Konsil, Labor (Blutbild/CRP)
- **Therapie:** i.v. Antibiose, z.B. mit Amoxicillin/Clavulansäure oder Cefuroxim und Metronidazol, bei Abszedierung OP

Cave: an infiziertes Malignom denken!

Gingivostomatitis herpetica

- **Ursache:** HSV-I-Infektion, Ausheilung nach ca. 1 Woche
- **Klinik:** schmerzhafte Nahrungsaufnahme, Fieber
- **Diagnostik:** helle Bläschen/glatt begrenzte Schleimhauterosionen mit rotem Saum, hochrote Gingiva, Foetor ex ore, Serologie i.d.R. nicht notwendig
- **Therapie:** symptomatische Therapie, z.B. Ibuprofen, Benzydaminlösung 1,5 mg/ml (2 x/d spülen), Hexetidinlösung 0,1% (2 x/d spülen), Cetylpyridiniumchlorid + Benzocain-Lutschtbl. 1,4/10 mg (alle 2 h 1 Lutschtbl., max. 8 Lutschtbl./d), lokale virostatische Therapie bei Befall von Lippe/Nase (z.B. Aciclovir Creme), ggf. systemisch Aciclovir bei schwerer Verlaufsform, ggf. Antibiotika bei V. a. bakterielle Superinfektion (z.B. Penicillin V, Cefuroxim)

Habituelle Apthen

- **Klinik/Diagnostik:** solitäre oder vereinzelte, flache, schmerzhafte Erosionen/Ulzera (keine Bläschen) mit rotem Saum, Ursache unbekannt
- **Therapie:** symptomatische Therapie, z.B. Benzydaminlösung1,5 mg/ml (Lösung 2 x/d spülen), Hexetidinlösung 0,1% (2 x/d spülen), Cetylpyridiniumchlorid + Benzocain-Lutschtbl. 1,4/10 mg (alle 2 h 1 Lutschtbl., max. 8 Lutschtbl./d), evtl. lokale Behandlung (geringe Evidenz) mit Silbernitratlösung oder Glukokortikoiden

Herpes labialis

- **Klinik/Diagnostik:** Brennen an der Lippe/Nase, Auftreten von Bläschen an der Haut-Schleimhaut-Grenze, Ausheilung nach einigen Tagen
- **Therapie:** frühzeitige (!) lokale virostatische Therapie (z.B. Aciclovir Creme 5 x/d auftragen)

Pharyngitis acuta

- **Ursache:** meist virale Infektion der Rachenschleimhaut, häufig verbunden mit Rhinitis/Laryngitis, ggf. bakterielle Superinfektion (häufig Gruppe-A-Streptokokken)
- **Klinik:** Fremdkörpergefühl im Rachen, Halsschmerzen (ggf. Ausstrahlung ins Ohr), Odynophagie, trockener Husten, ggf. Klinik der mitbeteiligten Schleimhautregionen, subfebrile Temperaturen
- **Diagnostik:** Rötung/Granulierung der Rachenschleimhaut, Schleimauflagerung, zervikale Lymphknotenschwellung
- **Therapie:** symptomatische Therapie, z.B. Ibuprofen, Benzydaminlösung 1,5 mg/ml (2 x/d gurgeln), Hexetidinlösung 0,1% (2 x/d gurgeln), Cetylpyridiniumchlorid + Benzocain/Lutschtbl. 1,4/10 mg (alle 2 h 1 Lutschtbl., max. 8 Lutschtbl./d), ggf. Antibiotika bei V.a. bakterielle Superinfektion (z.B. Penicillin V, Cefuroxim)

Pharyngitis chronica

- **Ursachen:** chronische Entzündungen benachbarter Organe (z.B. chronische Rhinosinusitis, chronische Tonsillitis), irritativ-toxische Noxen (z.B. Rauchen, Alkoholabusus, Staubexposition, trockene Raumluft, Refluxerkrankung), Allergien, chronische Mundatmung, Medikamentennebenwirkungen (z.B. Steroidsprays, Anticholinergika, Neuroleptika, Antidepressiva), Z.n. Radiatio, internistische Erkrankungen (z.B. Hypovitaminosen, Autoimmunerkrankungen, Hypothyreose, Diabetes mellitus) u.v.a.
- **Klinik:** Fremdkörper-/Trockenheitsgefühl, Räusperzwang, Hustenreiz
- **Diagnostik:** Inspektion (Borken-/Schleimbildung, gerötete Schleimhaut mit erhabenen Lymphfollikeln bei der hyperplastischen Variante oder blasse, glatte Schleimhaut bei der atrophischen Variante), ggf. entsprechende Ausschlussdiagnostik o.g. Ursachen
- **Therapie:** sofern möglich kausale Therapie, symptomatische Therapie, z.B. mit Dexpanthenollösung (mehrmals tgl. gurgeln), Nasenöl (mehrmals tgl. im Liegen über die Nase in den Rachen laufen lassen), ausreichende Flüssigkeitszufuhr

Tonsillitis acuta

- **Ursache:** virale oder bakterielle Entzündung (v.a. beta-hämolysierende Gruppe-A-Streptokokken, Haemophilus influenzae, Staphylokokken, Pneumokokken)
- **Klinik:** meist akuter Krankheitsbeginn, Fieber, ausgeprägtes Krankheitsgefühl, Odynophagie (häufig ins Ohr ausstrahlend), Globusgefühl, Rachenbrennen, gelegentlich partielle Kieferklemme
- **Diagnostik:** Inspektion (meist eindeutig: bds. geschwollene, gerötete Tonsillen mit Stippchen oder Belägen, geröteter Gaumenbogen), Palpation (schmerzhafte Halslymphknoten), ggf. Labor (Blutbild/CRP), Abstrich i.d.R. nicht notwendig
- **Therapie:** Penicillin V p.o. über 10 d (Mittel der ersten Wahl; Alternativen z.B. Cefuroxim, Clindamycin, Roxithromycin), ggf. i.v. bei schwerem Verlauf, symptomatische Therapie, z.B. Ibuprofen; **rezidivierende akute Tonsillitiden:** Indikation zur Tonsillektomie (**Cave**: bei Kindern strenge Indikationsstellung, z.B. nach Paradise-Kriterien: ≥ 7 Tonsillitiden/1 a, ≥ 5 Tonsillitiden/a in den letzten 2 a, ≥ 3 Tonsillitiden/a in den letzten 3 a)
- **Komplikationen**
  - **Peritonsillitis/Peritonsillarabszess**
    Diagnostik: einseitige Rötung/Vorwölbung des Gaumenbogens, Uvulaödem, Kieferklemme, kloßige Sprache; Lupenlaryngoskopie z. A. Larynxschwellung!

Therapie: bei Peritonsillitis konservativer Behandlungsversuch, z.B. mit Amoxicillin/Clavulansäure, Cefuroxim oder Clindamycin i.v., bei Abszedierung Abszesstonsillektomie (Vorteil: sofortige umfassende Abszessausräumung, kein Rezidiv möglich, Nachteil: erhöhte Nachblutungsgefahr) oder Inzision und ggf. Tonsillektomie im Intervall

- **Retro-/Parapharyngealabszess** (Diagnostik: KM-CT, Antibiose z.B. mit Cefuroxim und Metronidazol i.v., operative Sanierung),
- **Weitere:** Jugularisthrombose (z.B. als Lemierre-Syndrom durch Fusobacterium necrophorum mit septischen Embolien, etwa Lungenembolie), Nephritis, Endokarditis, Arthritis (ggf. internistisches Konsil), Sepsis u.a.

- **DD der akuten Tonsillitis und deren Therapie**
  - **Mononucleosis infectiosa (Pfeiffer-Drüsenfieber, EBV-Tonsillitis)**
    Diagnostik: klinisch nicht sicher abzugrenzen (meist ausgeprägte Fibrinbeläge auf den Tonsillen, Lymphadenopathie), Mononukleose-Schnelltest oder Serologie, Differenzialblutbild, CRP (meist eher gering erhöht), bei bestätigter Mononukleose Oberbauchsonografie zur Abklärung Hepatosplenomegalie, Leberenzyme
    Therapie: symptomatische Therapie, z.B. Ibuprofen, Antibiotika zur Vermeidung von bakteriellen Sekundärinfektionen (**Cave:** keine Aminopenicilline, Exanthemprovokation!), bei Hepatosplenomegalie Sportverbot und internistische Kontrolle
  - **Angina Plaut-Vincent** (ulceromembranacea)
    Diagnostik: einseitige (!) ulzerierende Tonsillitis, geringe Allgemeinsymptome, Abstrich: Fusobacterium fusiforme, Borrelia vincenti
    Therapie: Penicillin V (Alternativen z.B. Cefuroxim, Clindamycin)
  - **Scharlach** (tiefroter Rachen, Himbeerzunge, Exanthem)
  - **Diphterie** (süßlicher Foetor, leicht blutende Pseudomembranen ggf. auch in Naso- und Hypopharynx oder Larynx, „Croup"-Laryngotracheitis, Abstrich!)
  - **Angina agranulocytotica** (keine Lymphknotenschwellung, Blutbild!)
  - **Angina herpetica** (helle Bläschen mit rotem Hof v. a. auf dem Gaumen, symptomatische Therapie)
  - **Soorpharyngitis** (weiße, abstreifbare Beläge, Nystatin oder Amphotericin lokal meist ausreichend)
  - **Lues, Tuberkulose**

Cave: insbesondere bei einseitigen „Tonsillitiden"/Tonsillenasymmetrien an Malignome (Tonsillenkarzinom, Lymphom, Kaposi-Sarkom etc.) denken, ggf. histologische Abklärung!

Chronische Tonsillitis

- **Klinik:** uncharakteristische Halsbeschwerden, Foetor ex ore, schlechter Geschmack im Mund, Herdinfektionen (z.B. rheumatisches Fieber, Nieren-/Herz-/Gelenkentzündungen, Hauterkrankungen, Beweis eines Zusammenhangs prätherapeutisch nicht möglich)
- **Diagnostik:** Tonsillen atroph oder hyperplastisch, zerklüftete Oberfläche, schlecht luxierbar, fötides Exprimat, Gaumenbogenrötung, zervikale Lymphadenopathie; Antistreptolysintiter evtl. erhöht (schlechte Sensitivität/Spezifität, Referenzwert ≤ 200 IE/ml)
- **Therapie:** Tonsillektomie

Zungengrundtonsillitis

Keimspektrum, Symptomatik und Therapie analog der akuten Angina tonsillaris (→ S. 62), evtl. ausgeprägtere Dysphagie
Cave: Komplikation Zungengrundabszess, Epiglottitis!

Seitenstrangangina

Keimspektrum, Symptomatik und Therapie analog der akuten Angina tonsillaris (→ S. 62), häufig Z.n. Tonsillektomie

Hyperplasien und Tumoren

Adenoidhyperplasie

- Hyperplasie des physiologischen Rachenmandelgewebes, i.d.R. Involution ab dem 6. Lj.
- **Klinik:** Nasenatmungsbehinderung, Mundatmung, Rhonchopathie, Rhinorrhoe, Rhinophonia clausa, rezidivierende/chronische Paukenergüsse/Otitis media acuta, ggf. mit Sprachentwicklungsverzögerung, evtl. allgemeine Entwicklungsverzögerung, Facies adenoidea (Mittelgesichtshypoplasie, offener Mund)
- **Diagnostik:** Glatzel-Platte, Nasenendoskopie/posteriore Rhinoskopie (bei Kindern meist schwierig), Audiometrie (häufig Nachweis von Tubenventilationsstörung/Seromukotympanon), ggf. Polysomnografie bei V. a. kindliches OSAS, Inspektion der Tonsillen (häufig zusätzlich Tonsillenhyperplasie)

Cave: anderer Nasopharynxtumor (z.B. juveniles Angiofibrom); bei Erwachsenen ist eine Adenoidhyperplasie selten, daher histologische Abklärung indiziert (DD Lymphom, Nasopharynxkarzinom; **Cave:** bei Biopsie eines juvenilen Angiofibroms extreme Blutung möglich!)

- **Therapie:** Adenotomie (**Cave:** immer Gaumenspalte palpatorisch ausschließen, da sonst Gefahr der Rhinophonia aperta), ggf. bei entsprechender Indikation Kombination mit Parazentese, Paukenröhrcheneinlage, Tonsillotomie oder Tonsillektomie; evtl. konservativer Therapieversuch mit topischen Steroiden, z.B. bei Ablehnung einer OP durch die Eltern

Tonsillenhyperplasie

- **Klinik:** im Kindesalter meist beidseitige Tonsillenhyperplasie, ggf. symptomatisch durch behinderte Nahrungsaufnahme, Rhonchopathie, ggf. OSAS
- **Diagnostik:** Inspektion (**Cave:** bei Auslösen von Würgen evtl. Überschätzung der Tonsillengröße), ggf. Polysomnografie in unklaren Fällen
- **Therapie:** Tonsillotomie, i.d.R. als Adenotonsillotomie, ggf. Tonsillektomie (nur bei rezidivierenden Tonsillitiden, je jünger das Kind, desto strengere Indikationsstellung aufgrund der Nachblutungsgefahr)

Cave: im Erwachsenenalter insbesondere bei einseitig vergrößerten/asymmetrischen Tonsillen an lymphatische Systemerkrankungen und Malignome denken!

Nasenrachenfibrom

- Juveniles Angiofibrom mit lokal destruktivem Wachstum, Häufigkeitsgipfel 10.–25. Lj., fast ausschließlich männliches Geschlecht betroffen
- **Klinik:** ähnlich Adenoidhyperplasie, rezidivierende Epistaxis, Kopfschmerzen, ggf. Hirnnervenausfälle bei Schädelbasisinfiltration
- **Diagnostik:** Endoskopie (glatter, harter Tumor mit Gefäßzeichnung; **Cave:** bei Probebiopsie extreme Blutung möglich!), CT/MRT zur Beurteilung der Ausdehnung, Angio-MRT oder DSA zur Beurteilung der Durchblutung
- **Therapie:** Resektion nach präoperativer Embolisation

Nasopharynxkarzinom

- **Einteilung**
  - **Verhornendes PEC** (EBV-negativ, geringere Metastasierungsrate)
  - **Nicht verhornendes PEC** (EBV-positiv, höhere Metastasierungsrate)
- **Klinik:** erschwerte Nasenatmung, rezidivierende Epistaxis, Tubenventilationsstörung/Paukenerguss, Halslymphknoten-Metastasen (häufiges Frühsymptom), Kopfschmerzen, Hirnnervenausfälle bei Schädelbasisinfiltration
- **Diagnostik:** Nasopharynx-Endoskopie mit Probenentnahme (ggf. submuköses Wachstum ohne deutliche Epithelläsion (**Cave:** bei juvenilem Angiofibrom bei Probenentnahme extreme Blutung möglich!), CT/MRT, bei Tumornachweis Staging-Bildgebung, Serologie (EBV-VCA-IgA und EBV-EA-IgG als Verlaufsparameter, ggf. frühzeitiges Erkennen von Rezidiven möglich)

- **Therapie:** primäre Radio(-chemo-)therapie (nach Zahnsanierung), ggf. Salvage Neck Dissection bei residualen Halslymphknoten-Metastasen
- **Prognose:** Fünfjahresüberlebenswahrscheinlichkeit Stadium I ca. 70–80%, Stadium IV ca. 20–40%

Leukoplakie

Nicht abwischbarer „weißer Fleck" auf der Schleimhaut, immer histologische Abklärung indiziert (fakultative Präkanzerose)

- Dysplasie Grad 1 und 2: klinische Kontrollen, Noxenelimination
- Dysplasie Grad 3 (Carcinoma in situ): Exzision im Gesunden

Oropharynxkarzinom

- Etwa 90% PEC, Risikofaktoren: v.a. Nikotin-/Alkoholabusus (ca. 80%), HPV-Infektion (v. a. High-Risk-Typen 16 und 18)
- **Klinik:** Halslymphknoten-Metastase (zu ca. 50% Erstsymptom), Schmerzen (häufig ins Ohr ausstrahlend), Dys-/Odynophagie, Globusgefühl, Kieferklemme, Rhinophonia clausa
- **Diagnostik:** Probeexzision (meist im Rahmen einer Panendoskopie zur exakten Bestimmung der Tumorausdehnung und z.A. Zweitkarzinom), Untersuchung auf HPV-Assoziation (z.B. p16-Expression in der Probeexzision), Staging-Bildgebung (meist CT/MRT)
- **Therapie:** kurative Therapie der Wahl lokale R0-Resektion (bei lokaler und allgemeiner Operabilität), ggf. plastisch-rekonstruktive Deckung (z.B. Radialislappen), ggf. Neck Dissection (aufgrund des hohen lymphogenen Metastasierungspotenzials von Oropharynxkarzinomen auch bei cN0-Hals zu erwägen, bei Zungengrundbeteiligung aufgrund des bilateralen Lymphabflusses beidseitige Neck Dissection favorisieren), ggf. adjuvante Radio(-chemo-)therapie (nach Zahnsanierung), bei Inoperabilität oder OP-Verweigerung primäre Radiochemotherapie
- **Prognose:** Fünfjahresüberlebensrate Stadium I/II ca. 80%, Stadium III/IV ca. 40% (Zungengrundkarzinome um jeweils ca. 20% schlechtere Prognose); HPV-assoziierte Karzinome insgesamt bessere Prognose als HPV-negative Karzinome

Mundhöhlenkarzinom

- Etwa 90% PEC, Risikofaktoren: v. a. Nikotin-/Alkoholabusus
- **Klinik:** nicht abheilendes „Geschwür", ggf. Sensibilitätsstörung, Schwellung, Schmerzen, Dysphagie, Zungenbewegungsstörung, Zahnlockerung, Blutung
- **Diagnostik:** Probeexzision, ggf. Panendoskopie z.A. Zweitkarzinom (zu ca. 10% vorhanden!), Staging-Bildgebung (meist CT/MRT)
- **Therapie:** kurative Therapie der Wahl lokale R0-Resektion (bei lokaler und allgemeiner Operabilität), ggf. plastisch-rekonstruktive Deckung (z.B. Radialislappen), ggf. Neck Dissection, ggf. adjuvante Radio(-chemo-)therapie (nach Zahnsanierung), bei Inoperabilität oder OP-Verweigerung primäre Radiochemotherapie
- **Prognose:** Fünfjahresüberlebenswahrscheinlichkeit Stadium I/II ca. 90%, Stadium III/IV < 30% (N+-Status reduziert die Fünfjahresüberlebenswahrscheinlichkeit um ca. 50%)

Hypopharynxkarzinom

- Etwa90% PEC, Risikofaktoren: v. a. Nikotin-/Alkoholabusus
- **Klinik:** Dysphagie, Globusgefühl, Schmerzen (häufig ins Ohr ausstrahlend), Halslymphknoten-Metastase (häufiges Erstsymptom), ggf. Dysphonie/Dyspnoe bei Larynxbefall
- **Diagnostik:** häufig spiegelbefundlich nicht sichtbar (bei Verdachtsdiagnose Bildgebung), Probeexzision i.d.R. im Rahmen einer Panendoskopie zur exakten Bestimmung der Tumorausdehnung und z. A. Zweitkarzinom, Staging-Bildgebung (meist CT/MRT)
- **Therapie:** lokale R0-Resektion (bei lokaler und allgemeiner Operabilität), ggf. Neck Dissection, ggf. adjuvante Radio(-chemo-)therapie (nach Zahnsanierung) oder primäre Radiochemotherapie (teils annähernd gleiche Überlebensraten wie OP)
- **Prognose:** Fünfjahresüberlebenswahrscheinlichkeit T1/2-Tumoren ca. 60%, T4-Tumoren ca. 30%, jeweils Halbierung bei N+-Status

Varia

Pharynxzysten

- Angeboren (z.B. Thornwaldt-Zyste am Rachendach) oder erworben (in der gesamten Schleimhaut möglich, z.B. Retentionszysten kleiner Schleimdrüsen)
- **Klinik:** je nach Lokalisation und Größe ggf. Fremdkörpergefühl, Verschleimungsgefühl, Sekretfluss, Nasenatmungsbehinderung, Dysphagie
- **Diagnostik:** Endoskopie, ggf. MRT
- **Therapie:** operative Entfernung (Exzision/Marsupialisation) symptomatischer Zysten

Rhonchopathie, schlafbezogene Atemstörungen mit Obstruktion

Kindliche Schlafapnoe

- Schnarchen und kindliche obstruktive Schlafapnoe in der klinischen Routine häufig nicht eindeutig abgrenzbar
- **Ursachen:** adenotonsilläre Hyperplasie (häufigste Ursache), Adipositas, Fehlbildungen (z.B. Retrognathie, Makroglossie)
- **Praktisches Vorgehen** bei Kindern mit Rhonchopathie: genaue Anamnese nach Atempausen und Symptomen einer kindlichen Schlafapnoe (selten Tagesmüdigkeit, vielmehr Hyperaktivität, unruhiges Schlafverhalten, Schwitzen, ungewöhnliche Schlafposition), klinische Untersuchung auf adenotonsilläre Hyperplasie unter Beachtung anderer o.g. Ursachen für eine Schlafapnoe, Polysomnografie (nicht routinemäßig erforderlich, jedoch nur hierdurch sichere Diagnose möglich, z.B. in unklaren Fällen; keine verbindlichen Grenzwerte in der Literatur, physiologischer RDI bei Kindern < 1!)
- **Therapie:** bei adenotonsillärer Hyperplasie Adenotonsillektomie oder Adenotonsillotomie (Therapie der Wahl), ggf. kieferchirurgische Behandlung, Gewichtsreduktion, CPAP-Therapie selten erforderlich

Rhonchopathie beim Erwachsenen

- Entscheidend für die Therapie: Abgrenzung primäre Rhonchopathie und obstruktive Schlafapnoe
- **Praktisches Vorgehen** bei erwachsenen Schnarchern: Anamnese (Schnarchen mit/ohne Atempausen, Erwachen, Tagesschläfrigkeit, evtl. Fragebögen wie z.B. Epworth Sleepiness Scale), klinisch-endoskopische Untersuchung der oberen Atemwege, Polygrafie z. A. OSAS, bei auffälliger Polygrafie Polysomnografie
  - **Diagnosestellung eines obstruktiven Schlafapnoe-Syndroms** (OSAS) nach AASM: entsprechende Klinik und RDI > 5 (nicht für alle Atemereignisse klar obstruktive Genese gefordert) in der Polysomnografie

- **Schweregradeinteilung des OSAS** (in der Literatur keine verbindliche Definition): leichtgradig: AHI 5–15, mittelgradig: AHI 15–30, schwergradig: AHI > 30
- **Cave:** ein polysomnografisch nachgewiesenes OSAS muss nicht die einzige Ursache von Schlafstörungen oder erhöhter Tagesmüdigkeit sein, ggf. liegen zusätzlich andere Schlafstörungen (z.B. Insomnien) vor (weitere schlafmedizinische Abklärung insbesondere bei erfolgloser Therapie)!

- **Therapie**
  - **Primäre Rhonchopathie:** häufig sozialer Leidensdruck, jedoch keine echte medizinische Indikation zur Therapie, daher nicht- oder minimalinvasive Therapieverfahren bevorzugen, z.B. Gewichtsreduktion, schlafhygienische Verhaltensmaßnahmen, progenierende Zahnschiene, ggf. operative Verfahren (z.B. Radiofrequenz- oder Laserchirurgie am Weichgaumen, TE/UPPP, Septumplastik/Conchotomie bei nasaler Obstruktion)
  - **OSAS:** Therapieindikation individuell prüfen (subjektive Symptomatik, Schweregrad der Atemstörung, Komorbiditäten), i.d.R. Therapie bei mittel- und hochgradigem OSAS unabhängig von der Symptomatik
    - **Goldstandard:** nächtliche nichtinvasive Überdruckbeatmung (z.B. nCPAP, APAP), zusätzlich immer Gewichtsreduktion, schlafhygienische Verhaltensmaßnahmen
    - **Alternativen:** apparative Maßnahmen (z.B. progenierende Zahnschiene, Rückenlageverhinderungsweste), operative Therapie (z.B. TE/UPPP)

Zenker-Divertikel

- Hypopharynx-Pulsionsdivertikel oberhalb des M. cricopharyngeus
- **Klinik:** Fremdkörpergefühl, Dysphagie, Regurgitation unverdauter Nahrung, Foetor ex ore, Aspirationen
- **Diagnostik:** Pharynx-Ösophagus-Passage mit Röntgenkontrastmittel („Breischluck")
- **Therapie:** bei Beschwerden transorale Schwellendurchtrennung (z.B. mit Laser, Stapler) oder OP von außen; postoperativ mehrere Tage Ernährung über Magensonde, vor Kostaufbau Gastrografinschluck (Kontrastmittelaustritt?); Komplikation: Mediastinalemphysem, Mediastinitis (perioperative Antibiotikaprophylaxe, z.B. mit Cefuroxim und Metronidazol)

Eagle-Syndrom

- **Klinik:** einseitige stechende Odynophagie
- **Diagnostik:** Nachweis eines verlängerten Processus styloideus in der Röntgenzielaufnahme
- **Therapie:** Teilresektion
- **DD:** Neuralgien, M. Forestier (HWS-Spondylose)

Schmeckstörung

- Entscheidend: Fahndung nach der Ursache (s.u.) durch sorgfältige Anamnese, HNO-Status, Schmeck- und Riechprüfung, ggf. Bildgebung (CT/MRT) und interdisziplinäres Konsil (Innere Medizin, Neurologie, Psychiatrie, Zahnheilkunde)
  - **Schädigung der Schmeckknospen**, z.B. postinfektiös, Strahlentherapie, internistische Grunderkrankungen (z.B. Diabetes mellitus, Hypothyreoidismus, perniziöse Anämie), Xerostomie (z.B. Strahlentherapie, anticholinerge Medikation, Sjögren-Syndrom), Medikamentennebenwirkung (Zytostatika, Chlorhexidin in Mundspüllösungen, Penicillamin), schlechte Mundhygiene
  - **Läsion Nn. VII, IX oder X**, z.B. Mittelohr-, Hals-OP, Tonsillektomie, Tumoren, Schädelbasisfraktur, Neuritis, Polyneuropathie
  - **Zentrale Ursache** bei Hirn-/Hirnstammläsion (z.B. Schädel-Hirn-Trauma, neurodegenerative Erkrankungen)
- **Therapie:** sofern möglich kausale Therapie (z.B. Behandlung einer Grunderkrankung, Substitutionstherapie, Noxenelimination, Medikationsumstellung), bei Xerostomie Sialogoga (z.B. saure Bonbons, Kaugummi) oder Speichelersatz, Therapieversuch mit Zink (z.B. tgl. 140 mg Zinkgluconat über 4 Monate), bei qualitativen Dysgeusien ggf. Oberflächenanästhesie der Zunge (z.B. Lidocainpumpspray)

Zungenbrennen

- **Diagnostik:** häufig klinisch kein pathologischer Befund, entscheidend ist der Ausschluss therapierelevanter Ursachen (Xerostomie bei Speicheldrüsenerkrankung/Z.n. Radiatio, internistische Grunderkrankung, Vitamin- oder Eisenmangel, Reflux, Lebensmittelallergie, Medikamentennebenwirkung, Unverträglichkeit z.B. von Zahnfüllungsmaterialien, Mundhygieneprodukten, mechanisches Trauma z.B. durch Zahnprothesen, Nikotin-/Alkoholabusus, Pilzinfektion), ggf. interdisziplinäres Konsil (Zahnmedizin, Innere Medizin, Neurologie, Psychiatrie, Psychosomatik, Dermatologie)

- **Therapie:** sofern möglich kausal (Therapie der Grunderkrankung, Noxenelimination), bei idiopathischem Zungenbrennen Therapieversuch mit Clonazepam lokal (2 mg Tbl. 3 Minuten im Mund lassen und dann ausspucken), ggf. Alpha-Liponsäure (600 mg Tbl. p.o. 1 x/d), Gabapentin (100 mg Tbl. p.o. 3 x/d, ggf. Steigerung bis 1800 mg/d), Pregabalin (75 mg Tbl. p.o. 2 x/d, ggf. Steigerung auf 300 mg/d)

Angioödem

- **Formen/Klinik**
  - **Histamin-vermittelt:** allergische oder Intoleranzreaktion (z.B. ASS), Ödeme meist periorbital/Lippen
  - **Hereditär:** C1-Esterase-Inhibitor-Mangel oder -Dysfunktion (angeboren oder erworben), Ödeme meist Gesicht/Extremitäten/Stamm, ggf. abdominelle Beteiligung mit Bauchschmerzen, ggf. positive Familienanamnese
  - **ACE-Hemmer-induziert** (auch durch AT1-Blocker = Sartane!): verminderter Bradykininabbau, Ödeme meist Wange/Lippen/Zunge/Weichgaumen/Larynx, auch nach jahrelanger problemloser Einnahme des Medikaments möglich!
  - **Idiopathisch**

Cave: bei allen Formen und Ausprägungen Gefahr der raschen laryngealen Schwellung, Patienten immer stationär zur Überwachung aufnehmen!

- **Diagnostik:** HNO-Status (insbesondere Lupenlaryngoskopie z. A. laryngealer Schwellung), Medikamentenanamnese, C1-Esterase-Inhibitor-Bestimmung, ggf. allergologische/dermatologische/internistische Abklärung im Intervall
- **Therapie**
  - Ggf. **Notfallintubation**/-tracheotomie/-koniotomie
  - **Soforttherapie** (häufig Genese des Angioödems unklar): Antihistaminikum (z.B. Dimetinden 4 mg: 1 Ampulle i.v., bei hereditärem und ACE-Hemmer-induziertem Angioödem kaum wirksam), Glukokortikoid (z.B. Prednisolon 250–1000 mg i.v., ggf. Gabe wiederholen, bei hereditärem Angioödem wenig wirksam)
  - Bei **hereditärem Angioödem** Icatibantfertigspritze 30 mg s.c. oder C1-Esterase-Inhibitor-Konzentrat 20 IE/kg KG i.v.
  - Im Intervall: bei Histamin-vermitteltem Angioödem ggf. Notfallset ausstellen, bei ACE-Hemmer-induziertem Angioödem Umstellung der Blutdruckmedikation (keine ACE-Hemmer oder Sartane)

3.3 Operative Verfahren

Adenotomie

- **Prinzip:** Kürettage hyperplastischer Adenoide, z.B. mit Beckmann-Ringmesser am reklinierten Kopf nach Einsetzen eines Mundsperrers, Kontrolle mit Spiegel oder Endoskop auf Reste, Blutstillung durch Einlage von armierten Tupfern
- **Aufklärung:** Blutung, Nachblutung (auch nach Entlassung), Zahnschäden, offenes Näseln, Schluckstörung, Nachwachsen der Adenoide
- **Nachbehandlung:** aufgrund der Nachblutungsgefahr mindestens eine Woche körperliche Anstrengung meiden, Kind beaufsichtigen

Tonsillotomie/Tonsillektomie

- **Prinzip**
  - **Tonsillotomie:** Teilentfernung einer hyperplastischen Mandel, z.B. mit Laser- oder Radiofrequenzverfahren (Vorteil: geringere Nachblutungsrate als bei Tonsillektomie)
  - **Tonsillektomie:** komplette Entfernung der Mandel entlang ihrer Kapsel, z.B. mit Raspatorium, Blutstillung durch Einlage von armierten Tupfern, ggf. bipolare Elektrokoagulation oder Umstechung von blutenden Gefäßen
- **Aufklärung:** Blutung, Nachblutung (auch nach Entlassung), ggf. Blutstillung in Narkose, Zahnschäden, Schluck-/Sprechstörung, Zungenbewegungsstörung (durch Druck des Mundsperrers)
- **Nachbehandlung:** bei Tonsillektomie stationäre Überwachung aufgrund der Nachblutungsgefahr (Maxima 1. und 5./6. postoperativer Tag), körperliche Schonung für mindestens 2 Wochen, adäquate Schmerztherapie, bei Wundinfektion (gelbliche Beläge, starker Foetor ex ore) Antibiose (z.B. Cefuroxim)

4 Speicheldrüsen

4.1 Befunderhebung

4.1.1 Anamnese und klinische Untersuchung

Anamnese	
Schwellungen (rezidivierend, ein-/beidseitig, langsam zunehmend oder plötzlich, Zusammenhang mit der Nahrungsaufnahme?), Schmerzen, Mundtrockenheit/ Hyper-/Hyposalivation, Allgemeinerkrankungen/Medikamente mit Auswirkung auf die Speicheldrüsen	
Klinische Untersuchung	
Inspektion	Schwellung, Entzündungszeichen, Wharton- und Stenon-Gang (Speichel, ggf. Eiter ausmassieren), ggf. Fazialisfunktion bei Parotistumoren
Palpation	Bimanuell von enoral und außen (umschriebene oder diffuse Schwellung, Konsistenz, Verschieblichkeit, Abgrenzbarkeit, Schmerzen, Steine), ggf. vorsichtige Sondierung mit Silbersonde (evtl. Widerstand bei Steinen, Stenosen)
Endoskopie	Starre oder flexible Sialendoskopie zur Beurteilung des Gangsystems, ggf. als interventionelle Sialendoskopie (z.B. Bergung/ Zertrümmerung von Steinen)

Schweregradeinteilung der Fazialisparese nach House und Brackmann (vereinfachte Übersicht)	
Grad	**Merkmale**
I	Normale Funktion
II	In Ruhe Symmetrie, bei Bewegung leichte Schwäche/Synkinesien
III	In Ruhe Symmetrie, bei Bewegung deutliche Schwäche/Synkinesien/ Kontrakturen, Lidschluss noch vollständig
IV	In Ruhe Symmetrie, keine Stirnbewegung, Lidschluss unvollständig
V	In Ruhe Asymmetrie
VI	Paralyse

4.1.2 Bildgebung

Sonografie	Im B-Mode Nachweis von Speichelsteinen, Verlaufskontrolle/ differenzialdiagnostische Hinweise bei Schwellungen/Tumoren, ggf. Kombination mit Feinnadelbiopsie
Sialografie	• Klassisch: Röntgendarstellung des konstrastmittelgefüllten Gangsystems, u.a. Beurteilung Speichelsteine, Gangektasien/ -abbrüche • Neu: MR-Sialografie
CT/MRT	Diagnostik von Speicheldrüsentumoren (insbesondere vor operativen Eingriffen, CT hilfreich zur Beurteilung einer Beteiligung knöcherner Strukturen) oder anderer Prozesse

4.2 Krankheitsbilder

Entzündungen

Akute eitrige Sialadenitis

- Häufigster Erreger Staphylococcus aureus, disponierende Faktoren u.a. Exsikkose, Allgemeinerkrankungen
- **Klinik:** meist einseitige, plötzliche schmerzhafte Schwellung der Drüse, Fieber
- **Diagnostik:** klassische Entzündungszeichen im Bereich der Drüse, Ausmassieren von Eiter aus dem Ausführungsgang (Abstrich), Labor (Blutbild, CRP), Sonografie (z. A. Abszess!), ggf. KM-CT bei V.a. Komplikationen (z.B. retrotonsilläre/ parapharyngeale Ausbreitung)
- **DD:** Parotitis epidemica (i.d.R. beidseitig), Sialolithiasis (Steinnachweis in der Sonografie), dentogene Entzündung (klopfschmerzhafte Zähne, ggf. zahnärztliches Konsil), Masseterhypertrophie (beidseitig, keine Entzündungszeichen, Palpation beim Zubeißen)
- **Cave:** an Entzündung als Erstsymptom eines Malignoms denken!
- **Therapie:** Antibiose, z.B. mit Cefuroxim oder Clindamycin, ggf. im Verlauf abstrichgerecht, Antiphlogistika (z.B. Ibuprofen), Sialogoga (z.B. Zitronenbonbons), ausreichende Flüssigkeitszufuhr, bei Abszedierung Inzision und Drainage
- **Sonderform: chronisch-rezidivierende Parotitis,** häufig im Kindesalter, sialografisch multiple perlenförmige Gangektasien (Sialografie nur im Intervall durchführen), Behandlung der akuten Schübe analog der akuten eitrigen Sial-adenitis, häufig folgenlose Ausheilung bei Kindern, bei Erwachsenen totale Parotidektomie als Ultima Ratio

Parotitis epidemica (Mumps)

- Generalisierte Infektion mit Mumpsvirus
- **Klinik:** meist Kleinkinder betroffen, uncharakteristische Prodromi mit leichtem Fieber, dann schmerzhafte Speicheldrüsenschwellung (meist Parotis), häufig nach 1–3 d auch kontralaterale Drüse betroffen
- **Diagnostik:** klarer Speichel (Abgrenzung akute eitrige Sialadenitis), Serologie (IgM-/IgG-Antikörper gegen Paramyxoviren, ggf. Ausschluss anderer viraler Sialadenitiden, z. B. EBV, CMV, HIV)
- **Therapie:** symptomatisch (z. B. Paracetamol, Diclofenac), folgenlose Ausheilung bei ausgebliebenen Komplikationen

Cave: an mögliche Komplikationen denken (u. a. Ertaubung, Orchitis, Pankreatitis, Myokarditis, Meningoenzephalitis)!

Chronische Sialadenitis

Myoepitheliale Sialadenitis/Sjögren-Syndrom

- **Klinik:** Autoimmunerkrankung → Speicheldrüsenschwellung (oft beidseitige Parotisschwellung), Xerostomie, Keratokonjunktivitis sicca (Beteiligung der Tränendrüse), bei der sekundären Form auch extraglanduläre Manifestationen durch Assoziation mit anderen Erkrankungen aus dem rheumatischen Formenkreis
- **Cave:** Entwicklung maligner Lymphome in ca. 5 %!
- **Diagnostik:** Rheumaserologie (u. a. erhöhte Rheumafaktoren, ANA, SS-A/ Ro- und SS-B/La-Antikörper, Antikörper gegen Speicheldrüsenausführungsgänge oder Muskarinrezeptoren), Lippenschleimhautbiopsie (Sialadenitis mit Lymphozyteninfiltration), rheumatologisches Konsil
- **Therapie:** immer interdisziplinäre Behandlung durch den Rheumatologen (ggf. immunsuppressive Therapie und Therapie einer Grunderkrankung beim sekundären Sjögren-Syndrom), bezüglich Xerostomie symptomatische Therapie (ausreichende Flüssigkeitszufuhr, Sialogoga, Speichelersatz, ggf. Cholinergika, z. B. Pilocarpin Tbl. 4 x /d 5 mg), sorgfältige Mundhygiene und zahnärztliche Kontrollen (Kariesgefahr), augenärztliche Kontrollen

Sarkoidose (M. Boeck)

- Granulomatöse Systemerkrankung unbekannter Ätiologie
- **Klinik:** 90% pulmonale Beteiligung, selten Befall der großen Speicheldrüsen (dann meist bilaterale Parotisschwellung), ggf. als klassisches Heerfordt-Syndrom (zusätzlich Augenbeteiligung mit Uveitis, Fazialisparese); zahlreiche weitere Manifestationen möglich, auch im HNO-Bereich
- **Diagnostik:** immer interdisziplinäre Zusammenarbeit mit dem Rheumatologen → kombinierte klinische und histologische Abklärung (Nachweis nicht verkäsender Epitheloidzellgranulome, z.B. aus vergrößerten peripheren Lymphknoten), Ausschluss anderer granulomatöser Erkrankungen (z.B. Tuberkulose), Labor (unspezifische Erhöhung ANA, Angiotensin-Converting-Enzym), Abgrenzung Sjögren-Syndrom (SS-A-/-B-Antikörper)
- **Therapie:** immunsuppressive Therapie durch den Rheumatologen, in Einzelfällen chirurgische Strategien

Chronisch-sklerosierende Submandibulitis (Küttner-Tumor)

- **Klinik/Diagnostik:** einseitige, derbe, tumorartige Verhärtung der Drüse im Rahmen einer chronischen Entzündung
- **DD:** Sialadenosen (meist alle Speicheldrüsen betroffen)
- **Therapie:** Submandibulektomie (auch zum Tumorausschluss sinnvoll)

Strahlensialadenitis

- **Klinik:** Xerostomie
- **Diagnose:** Anamnese
- **Therapie:** symptomatisch (ausreichende Flüssigkeitszufuhr, Sialogoga, Speichelersatz, ggf. Cholinergika, z.B. Pilocarpin Tbl. 4 x/d 5 mg), sorgfältige Mundhygiene und zahnärztliche Kontrollen (Kariesgefahr)

Sialolithiasis

- **Klinik:** schmerzhafte Drüsenschwellung bei der Nahrungsaufnahme
- **Diagnostik:** Inspektion der Ausführungsgänge (ggf. aufgehobene Sekretion oder Pus bei sekundärer Infektion), Palpation, Sonografie (Konkrementnachweis, Gangstauung), ggf. Sialendoskopie, Sialografie (nicht im akuten Stadium), CT/MRT (Abgrenzung von Tumoren)
- **Therapie:** im Akutstadium Antiphlogistika (z.B. Ibuprofen, Diclofenac), ggf. Antibiose, z.B. mit Cefuroxim oder Clindamycin, Sialogoga (z.B. Zitronenbonbons), im Intervall Steinentfernung (Möglichkeiten: ESWL oder Laser-Lithotripsie, Gangschlitzung, Drüsenexstirpation)

Tumoren

Benigne Tumoren

Pleomorphes Adenom

- 80% Glandula parotis, meist unterer Pol, ggf. „Eisbergtumor" mit parapharyngealer Ausbreitung, selten maligne Entartung
- **Klinik/Diagnostik:** glatter, prallelastischer, gut verschieblicher Tumor, unauffällige Fazialisfunktion, Sonografie (meist glatt oder polyzyklisch begrenzter, echoarmer, homogener Tumor mit dorsaler Schallverstärkung), ggf. MRT, Feinnadelpunktion i.d.R. nicht sinnvoll (Indikation zur operativen Entfernung jedes Parotistumors unabhängig von der Histologie)
- **Therapie:** operative Entfernung

Zystadenolymphom (Whartin-Tumor)

- Meist ältere Männer betroffen, zu ca. 10% multilokuläres oder bilaterales Wachstum, keine Entartung
- **Klinik/Diagnostik/Therapie:** analog dem pleomorphen Adenom, in der Sonografie meist echoarmer bis echofreier, homogener Tumor mit dorsaler Schallverstärkung und Septierungen

Maligne Tumoren

- **Klinik:** teils rasches Wachstum (Ausnahmen: adenoidzystisches Karzinom, Azinuszellkarzinom), ggf. Schmerzen, Paresen (z.B. N. facialis), Halslymphknoten-Metastasen
- **Diagnostik:** teils schlecht abgrenzbare, schlecht verschiebliche, derbe Tumoren, evtl. gerötete und indurierte Haut, Bildgebung (Sonografie, ggf. CT/MRT, bei Kenntnis der Malignität Staging-Bildgebung), i.d.R. Histologiesicherung durch lokale Operation (sofern möglich im Sinne einer Exzisionsbiopsie), ggf. Feinnadelpunktion (umstritten, Treffsicherheit nur ca. 80%)
- **Therapie:** Therapie der Wahl lokale operative Entfernung im Gesunden (Ausnahme: Lymphome), ggf. Neck Dissection (bei cN0-Hals empfohlen bei G3- oder T3-/T4-Tumoren, undifferenzierten Plattenepithel-, Adeno- und Speichelgangkarzinomen, Rezidiven), ggf. adjuvante Radiochemotherapie

- **Prognose**
  - **Mukoepidermoid-Karzinom:** teils gute Prognose (hoch- und niedrigdifferenzierter Typ mit Fünfjahresüberlebensrate von ca. 90% vs. 46%)
  - **Azinuszellkarzinom:** gute Prognose (Zehnjahresüberlebensrate ca. 86%)
  - **Adenoidzystisches Karzinom:** Tendenz zur Ausbreitung entlang von Gefäß- und Nervenstrukturen, Langzeitprognose eher schlecht (Fünfjahresüberlebensrate ca. 70%, jedoch Zehnjahresüberlebensrate nur ca. 30%, teils lang symptomlose Fernmetastasierung)
  - **Adenokarzinom:** schlechte Prognose, häufig G2- und G3-Tumoren, häufig lymphogene und hämatogene Metastasierung (Fünfjahresüberlebensrate G3-Adenokarzinom ca. 8%)
  - **Plattenepithelkarzinom:** schlechte Prognose (Fünfjahresüberlebensrate ca. 20%)
  - **Karzinom im pleomorphen Adenom:** prognoserelevant, ob Karzinom innerhalb des vorbestehenden pleomorphen Adenoms liegt oder gesundes Speicheldrüsengewebe infiltriert (insgesamt Fünfjahresüberlebensrate ca. 40%)
  - **Speichelgangkarzinom:** schlechteste Prognose (häufig Nervenscheideninfiltration, lymphogene und hämatogene Metastasierung, Zehnjahresüberlebensrate unter 20%)

Varia

Ranula

- Wahrscheinlich dysgenetische Zyste im Wharton-Gang
- **Klinik:** erschwerte Nahrungsaufnahme/Artikulation, ggf. Superinfektion
- **Diagnostik:** bläulich-glasiger, prallelastischer Tumor am Mundboden lateral des Frenulums, evtl. Zwerchsack-Ranula (sanduhrförmige Durchwanderung des Mundbodens), Sonografie
- **Therapie:** Marsupialisation, bei Rezidiv Exzision und ggf. Drüsenentfernung

Sialadenose

- **Klinik:** nicht entzündliche, schmerzlose, symmetrische Drüsenschwellung, kein Zusammenhang mit der Nahrungsaufnahme
- **Ätiologie:** u.a. endokrine Erkrankungen, Alkoholismus, Essstörungen, Medikamente (z.B. Psychopharmaka, Antihypertonika)
- **Diagnostik:** Sonografie (diffuse Parenchymschwellung), ggf. Sialografie (Bild des „entlaubten Baums"), Ausschluss anderer Differenzialdiagnosen (z.B. Masseterhypertrophie, akute oder chronische Sialadenitiden)
- **Therapie:** Behandlung der Grunderkrankung

Frey-Syndrom

- **Klinik:** „Kauschwitzen" bei gustatorischen Reizen nach Parotis-OP oder -trauma durch Fehlinnervation der Schweißdrüsen
- **Diagnose:** Jod-Stärke-Test (Bestimmung des sekretorisch aktiven Hautareals)
- **Therapie:** Injektion von Botulinumtoxin

4.3 Operative Verfahren

Gangschlitzung (Wharton-Gang)

- **Prinzip:** Gangsondierung, Spaltung mittels Schere bis zum Speichelstein (**Cave**: N. lingualis), Steinentfernung (nicht bei hilusnahen oder intraglandulären Steinen)
- **Aufklärung:** Rezidiv, Gefühlsstörung der Zunge, Schluckbeschwerden, Mundbodenschwellung, Speichelstauung durch Gangstriktur
- **Nachbehandlung:** ggf. Antibiose

Submandibulektomie

- **Prinzip:** komplette Drüsenentfernung über Hautschnitt parallel zur Mandibula (**Cave**: R. marginalis des N. facialis, N. lingualis, N. hypoglossus)
- **Aufklärung:** Nervenverletzung (Mundast des Gesichtsnervs mit Lähmung des Mundwinkels, des Zungennervs mit Taubheitsgefühl auf der Zunge bzw. Zungenbewegungsstörung), Gefühlsstörung, Weichteilschwellung, Narbenbildung
- **Nachbehandlung:** Saugdrainage/Fäden entfernen

Laterale Parotidektomie

- **Prinzip:** Resektion des lateralen Drüsenanteils unter Schonung des N. facialis (ggf. mit intraoperativem Neuromonitoring)
- **Aufklärung:** erneutes Auftreten des Tumors (bzw. Speichelsteins), erneute Operation, Gesichtsnervenverletzung (Folge z.B. unvollständiger Lidschluss mit Hornhautaustrocknung, unvollständiger Mundschluss mit Problemen beim Trinken), Speichelfistel, Kauschwitzen, Bluterguss, Weichteilschwellung, Gefühlsstörung, Narbenbildung, Gesichtsasymmetrie
- **Nachbehandlung:** Saugdrainage/Fäden entfernen, Druckverband für 3–5 d (bei Speichelfistel evtl. länger)

5 Kehlkopf/Luftröhre

5.1 Befunderhebung

5.1.1 Anamnese und klinische Untersuchung

Anamnese	
Dyspnoe, Dysphonie, Dys-/Odynophagie, Globusgefühl, Schmerzen, Husten/Auswurf, inhalative Noxen	
Klinische Untersuchung	
Inspektion/ Palpation	Äußerlich erkennbare Veränderungen (z.B. entzündliche/ tumoröse Schwellung), Veränderungen des Kehlkopfskeletts (z.B. Frakturzeichen), Beweglichkeit beim Schlucken, Druckschmerz, juguläre Einziehung beim Atmen, Schilddrüse, Halslymphknoten
Laryngoskopie	• **Indirekte Laryngoskopie** mittels Kehlkopfspiegel, starren oder flexiblen Endoskopen, ggf. mit Oberflächenanästhesie: Anatomie und Oberflächenbeschaffenheit von Epiglottis/ Valleculae/Supraglottis/Glottis/Subglottis/Sinus piriformes, Beurteilung der Stimmlippen in Respirations- und Phonationsstellung; Beurteilung der Trachea nur mittels flexibler oder starrer Tracheo(-broncho-)skopie möglich • **Direkte Laryngoskopie** in Narkose (Stützlaryngoskopie), ggf. mit Mikroskop (Mikrolaryngoskopie)

5.1.2 Bildgebung

Sonografie	Im B-Mode Beurteilung der prä- und paralaryngealen Weichteile (z.B. Lymphknotenstatus)
Röntgen	• **Larynx** in zwei Ebenen: Nachweis von Fremdkörpern, Frakturen • **Trachea** in zwei Ebenen: Nachweis von Fremdkörpern, Einengungen (intraluminal oder von außen) • **Saug-Press-Versuch:** Nachweis einer Tracheomalazie
CT/MRT	Der Röntgendiagnostik überlegene Beurteilung von Raumforderungen, Stenosen und Frakturen

5.2 Krankheitsbilder

Fehlbildungen

Laryngomalazie

- **Klinik:** postnataler inspiratorischer Stridor
- **Diagnostik:** flexible Endoskopie (inspiratorischer Kollaps der Epiglottis)
- **DD:** andere Larynx- oder Trachealanomalien (z.B. Spalten, Segelbildungen, Stenosen, Stimmlippenparesen, Raumforderungen)
- **Therapie:** abwarten, selten Tracheotomie nötig

Entzündungen

Akute Laryngitis, Laryngotracheitis

Unspezifische virale und/oder bakterielle Infektion, häufig zusätzlich auf- oder absteigende Symptomatik (Tracheitis, Pharyngitis, Rhinosinusitis)

- **Klinik:** Dysphonie, ggf. Aphonie, trockener Husten, Halsschmerzen, ggf. Dysphagie, selten Dyspnoe
- **Diagnostik:** Laryngoskopie (Rötung und Verdickung der Stimmlippen, ggf. Fibrinauflagerungen, trockene oder eitrig belegte Larynxschleimhaut)
- **Therapie:** Stimmschonung (möglichst wenig und leise sprechen, aber nicht flüstern; ggf. AU bei Sprechberufen), Rauchverbot, symptomatische Therapie (z.B. Inhalation von Solelösungen, NSAR), ggf. Antibiose (z.B. Amoxicillin/Clavulansäure, Cefuroxim, Erythromycin), ggf. stationäre Überwachung und Steroidgabe bei Larynxödem

Cave: bei protrahiertem Verlauf an Komplikationen wie Abszedierung oder Perichondritis denken!

Cave: besonders bei Tracheotomierten ausgeprägte **Tracheitis sicca** mit Borkenbildung und Dyspnoe möglich (Erstickungsgefahr); Therapie: intensive Verneblung, z.B. mit Tyloxapol, Antibiose (z.B. Clindamycin), festsitzende Borken instrumentell oder durch Anspülen lösen (z.B. verdünntes Tyloxapol in die Trachea instillieren und Borken aushusten lassen), ggf. stationäre Überwachung

Akute subglottische Laryngitis

Sogenannter Pseudokrupp, virale Erkrankung im frühen Kindesalter

- **Klinik:** eher allmählicher Beginn, Fieber, bellender Husten, inspiratorischer Stridor, leise oder heisere Stimme
- **Diagnostik:** klinisches Bild, ggf. flexible Endoskopie
- **DD:** akute Epiglottitis, Fremdkörperaspiration (kein Fieber), Diphterie (in Deutschland extrem selten)
- **Therapie:** sofortige Klinikeinweisung in Intubationsbereitschaft, Steroidgabe (z.B. Prednisonzäpfchen), Verneblung von Adrenalin, ggf. Intubation, ggf. Antibiose zur Verhinderung bakterieller Superinfektionen (z.B. Amoxicillin)

Akute Epiglottitis

Bakterielle Entzündung (H. influenzae Typ B, S. aureus, S. pneumoniae) bei Kindern und Erwachsenen

- **Klinik:** perakuter Beginn, hohes Fieber, inspiratorischer Stridor, sogenannte karchelnde Expiration, kloßige Sprache bei meist klarer Stimme, Odynophagie mit Speichelfluss
- **Diagnostik:** klinisches Bild (beim Erwachsenen meist weniger dramatischer Verlauf als bei Kindern)

Cave: bei Kindern mit Dyspnoe auf Spiegeluntersuchung verzichten (Gefahr eines reflektorischen Laryngospasmus)!

- **DD:** akute subglottische Laryngitis, Fremdkörperaspiration (kein Fieber), Diphterie (in Deutschland extrem selten)
- **Therapie:** sofortige Klinikeinweisung in Intubationsbereitschaft, Steroide (z.B. 250–1000 mg Prednisolon, bei Kindern Dosisanpassung), i.v. Antibiose (z.B. Cefotaxim, Ceftriaxon), Verneblung von Adrenalin; bei Epiglottisabszess chirurgische Therapie

Chronische unspezifische Laryngitis

- **Klinik:** Dysphonie, Reizhusten, Trockenheitsgefühl
- **Diagnostik:** Laryngoskopie (gerötete, verdickte, evtl. fibrinbelegte Stimmlippen
- **Therapie:** sofern möglich kausal (Ausschaltung von exogenen Inhalationsnoxen wie Tabak oder Stäuben, Behandlung einer Refluxerkrankung, Sanierung von fortgeleiteten Entzündungen wie chronischer Rhinosinusitis, Verbesserung der Nasenatmung, logopädische Therapie bei falschem Stimmeinsatz), Soleinhalationen, kurzfristig Steroide (z. B. Prednisolon systemisch oder lokal)

Cave: rechtzeitig Malignome oder spezifische Entzündungen ausschließen (Mikrolaryngoskopie und Probeexzisionen)!

Laryngitis chronica hyperplastica (Reinke-Ödem)

- **Klinik:** Dysphonie mit tiefer Stimme, Fremdkörpergefühl, selten Dyspnoe
- **Diagnostik:** Laryngoskopie (kissenartige, evtl. lappige Schwellung der Stimmlippen)
- **Therapie:** mikrolaryngoskopische Abtragung (bei beidseitigem Reinke-Ödem zweiseitiges Vorgehen sinnvoll), Noxenelimination (hauptsächlich Tabak), ggf. logopädische Therapie bei falschem Stimmeinsatz

Laryngitis posterior

- **Klinik:** Dysphonie, Fremdkörpergefühl

Cave: Sodbrennen ist kein obligatorisches Symptom!

- **Diagnostik:** Laryngoskopie (Rötung und ödematöse Schwellung der posterioren Larynxabschnitte), gastroenterologische Abklärung (ÖGD, 24-h-pH-Metrie)
- **Therapie:** Protonenpumpeninhibitoren (z. B. Omeprazol 40 mg Tbl. 1–2 x/d als Off-Label-Use, Patienten darauf hinweisen, dass Symptomverbesserung häufig erst nach Wochen zu erwarten ist), Patientenberatung (Gewichtsreduktion, Verzicht auf Tabak, Alkohol und üppige späte Mahlzeiten, mit erhöhtem Kopfteil schlafen), ggf. antirefluxive chirurgische Therapie

Trauma

Äußeres Larynxtrauma

- **Einteilung** des Schweregrades nach **Fuhrmann**
  - Grad I: externe Prellmarke, endolaryngeales Hämatom
  - Grad II: endolaryngeales Hämatom/Ödem, oberflächliche Schleimhautläsion und/oder nicht dislozierte Fraktur
  - Grad III: dislozierte Fraktur, massive Schleimhautläsion, freiliegender Knorpel, Stimmlippenstillstand
  - Grad IV: laryngeale Trümmerfraktur
  - Grad V: laryngotrachealer Abriss
- **Klinik:** je nach Ausprägung zervikale Prellmarken, Schmerzen, Dyspnoe, Dys- oder Aphonie, Dysphagie, Hämoptysis
- **Diagnostik:** ggf. zunächst notfallmäßige Sicherung der Atemwege, Inspektion und Palpation des Halses/Larynx, Laryngoskopie, CT, ggf. interdisziplinäre Versorgung von Begleitverletzungen
- **Therapie:** stationäre Überwachung, Ödemprophylaxe mit Steroiden (z.B. Prednisolon 250–1000 mg i.v.), Antibiotikaprophylaxe (z.B. Amoxicillin/Clavulansäure, Cefuroxim), ggf. Sicherung der Atemwege (Intubation oder Tracheotomie), ggf. chirurgische Versorgung höhergradiger Larynxtraumen

Cave: auch bei geringen Beschwerden Patienten stationär überwachen, progredientes Larynxödem möglich!

Cave: bei rasch progredientem Halsemphysem an laryngotrachealen Abriss denken; Konsequenz: Notfalltracheotomie in LA, Intubation vermeiden (Gefahr der Provokation eines vollständigen Abrisses)!

Intubationsschäden

Intubationsgranulom

- **Klinik:** Dysphonie
- **Diagnostik:** Laryngoskopie (Prädilektionsstelle: Processus vocalis des Aryknorpels)
- **Therapie:** spontane Rückbildung abwarten, ggf. mikrolaryngoskopische Entfernung

Subglottische und Trachealstenosen

- **Klinik:** Dyspnoe, inspiratorischer Stridor
- **Diagnostik:** Laryngoskopie, flexible Tracheoskopie, CT, ggf. starre Stützautoskopie, Röntgen der Trachea im Saug-Press-Versuch z. A. Tracheomalazie
- **Therapie:** nach narbiger Stabilisierung der Stenose operative Verfahren der Stenosenchirurgie, ggf. Tracheotomie erforderlich

Tumoren

Gutartige Tumoren/Pseudotumoren

Stimmlippenpolyp

- Pseudotumor durch Phonotrauma (bevorzugt Männer)
- **Klinik:** Dysphonie, Fremdkörpergefühl
- **Diagnostik:** Laryngoskopie (breit oder schmal gestielter, ödematöser oder hämorrhagischer Polyp, meist in der vorderen Stimmlippenhälfte)
- **DD:** Stimmlippenzyste (häufig laryngoskopisch nicht zu unterscheiden, Therapie idem: mikrolaryngoskopische Abtragung)
- **Therapie:** mikrolaryngoskopische Abtragung, Noxenelimination (z.B. Rauchverbot, Stimmhygiene)

Stimmlippenknötchen

- Umschriebene Verdickung (Ödem, später fasriger Umbau möglich) durch Stimmüberlastung (Frauen, Kinder)
- **Klinik:** Dysphonie, Fremdkörpergefühl
- **Diagnostik:** Laryngoskopie (doppelseitige Stimmlippenverdickung, meist am Übergang vom vorderen zum mittleren Stimmlippendrittel)
- **Therapie:** logopädische Therapie, ggf. mikrolaryngoskopische Entfernung persistierender Knötchen

Kontaktgranulom

- Pseudotumor bei Refluxerkrankung und Phonotrauma (meist Männer)
- **Klinik:** Dysphonie, Fremdkörpergefühl
- **Diagnostik:** Laryngoskopie (Granulom am Processus vocalis eines Aryknorpels mit korrespondierendem Ulkus auf der Gegenseite)
- **Therapie:** logopädische Therapie, ggf. Refluxtherapie (s. Laryngitis posterior), ggf. mikrolaryngoskopische Abtragung (meist nur in unklaren Fällen zur Histologiegewinnung), ggf. Stimmlippenaugmentation bei hypofunktioneller Stimmstörung

Laryngozele

- Angeborene oder erworbene zystische Ausstülpung im Bereich des Recessus ventricularis (luft- oder flüssigkeitsgefüllt)
- **Einteilung**
  - Innere Laryngozele
  - Äußere Laryngozele
  - Gemischte Laryngozele
- **Klinik:** je nach Größe und Lokalisation Dysphonie, Dyspnoe, Dysphagie, zervikale Schwellung
- **Diagnostik:** Palpation des Halses beim Valsalva-Versuch, Laryngoskopie (glatte Vorwölbung im Bereich der Taschen- oder aryepiglottischen Falte), Bildgebung (Sonografie, CT/MRT)
- **DD:** laterale Halszyste, Retentionszysten, andere benigne oder maligne Raumforderungen
- **Therapie:** chirurgische Entfernung (mikrolaryngoskopisch und/oder von außen)

Larynxpapillom/-papillomatose

- Solitäre oder multiple HPV-assoziierte Tumoren (HPV 6, 11), fakultative Präkanzerose
- **Klinik:** Dysphonie, Dyspnoe
- **Diagnostik:** Laryngoskopie (himbeerfarbene Schleimhautzotten)
- **Therapie:** chirurgische Entfernung (z. B. Laserchirurgie), ggf. adjuvante Therapie (z. B. Interferon, Virustatika), hohe Rezidivrate

Stimmlippenleukoplakie/Dysplasie

- **Einteilung** der Plattenepitheldysplasie
  - **Grad 1/2:** fakultative Präkanzerose, Rückbildung möglich
  - **Grad 3:** Carcinoma in situ, obligate Präkanzerose
- **Klinik:** Dysphonie, Fremdkörpergefühl, ggf. Zufallsbefund
- **Diagnostik:** Laryngoskopie (weißliche Auflagerung, häufig zusätzlich Bild einer chronischen Laryngitis), immer histologische Abklärung erforderlich (Mikrolaryngoskopie und möglichst Exzisionsbiopsie)
- **Therapie:** Exzisionsbiopsie bei Grad 1 und 2 ausreichend, regelmäßige Kontrollen, Noxenelimination (insbesondere Rauchverbot), Grad 3 Therapie analog Larynxkarzinom

Maligne Tumoren

Larynxkarzinom

- Etwa 90% PEC, Risikofaktoren: v.a. Nikotin-/Alkoholabusus
- **Einteilung**
  - Supraglottisches Larynxkarzinom
  - Glottisches Larynxkarzinom
  - Subglottisches Larynxkarzinom
- **Klinik:** je nach Lokalisation und Tumorausdehnung Heiserkeit, Dysphagie, Dyspnoe, Stridor (glottische Larynxkarzinome werden früh, supra- und subglottische meist erst bei größeren Tumoren symptomatisch)
- **Diagnostik:** Laryngoskopie, Probeexzision i.d.R. im Rahmen einer Panendoskopie zur exakten Bestimmung der Tumorausdehnung und z.A. Zweitkarzinom, Staging-Bildgebung (meist CT, ggf. MRT/Sonografie)
- **Therapie:** lokale R0-Resektion (z.B. laserchirurgische Larynxteilresektion, Laryngektomie), ggf. Neck Dissection (bei T1–2 glottischen Larynxkarzinomen bei cN0-Hals i.d.R. nicht indiziert), ggf. adjuvante Radio(-chemo-)therapie (nach Zahnsanierung) oder primäre Radiochemotherapie (für T1–2 glottische Larynxkarzinome möglicherweise gleichwertig mit OP)
- **Prognose:** Fünfjahresüberlebenswahrscheinlichkeit
  - Supraglottische Tumoren: T1 ca. 80%, T2 ca. 70%, T3/4 ca. 50%
  - Glottische Tumoren: T1 ca. 95%, T2 ca. 90%, T3 ca. 80%, T4 ca. 50%
  - Subglottische Tumoren: insgesamt ca. 30% (selten, meist in fortgeschrittenem Stadium diagnostiziert)

Varia

Rekurrensparese

- **Klinik**
  - **Einseitige Parese:** Dys-/Aphonie, ggf. Belastungsdyspnoe
  - **Beidseitige Parese:** Ruhedyspnoe, häufig gute Stimme
- **Diagnostik:** Laryngoskopie (Stimmlippenstillstand, meist Paramedianstellung, bei länger bestehender Lähmung exkavierte Stimmlippen in Intermediärstellung mit verlagertem Aryknorpel), sofern unbekannt Ursachenabklärung (insbesondere Tumorausschluss, z.B. CT/MRT im Vagusverlauf, Stützautoskopie, interdisziplinäre Zusammenarbeit mit Neurologie, Innerer Medizin)
- **Therapie**
  - **Einseitige Parese:** bei neu aufgetretenen, idiopathischen Paresen ggf. Steroidgabe (z.B. 250 mg Prednisolon i.v. über 3–5 d), bei persistierenden Paresen ggf. logopädische Therapie, ggf. phonochirurgische Maßnahmen
  - **Beidseitige Parese:** häufig Tracheotomie erforderlich, ggf. bei persistierender Parese glottiserweiternde Operation

Vocal Cord Dysfunction

- **Klinik:** plötzliche, anfallsartige Dyspnoe mit Stridor, Aphonie und Panik, Dauer ca. 30 sec bis einige Minuten
- **Diagnostik:** Laryngoskopie im Anfall, ggf. internistische Ausschlussdiagnostik (Komorbidität zum Asthma jedoch häufig)
- **Therapie:** Anfälle selbstlimitierend, Patientenaufklärung, ggf. Sanierung von möglichen organischen Ursachen (postnasale Sekretion, laryngopharyngealer Reflux), Atem-/Psychotherapie

5.3 Operative Verfahren

Stützautoskopie

- **Prinzip:** Beurteilung des oberen Aerodigestivtrakts mit starren Rohren, ggf. mit Probeentnahme
- **Aufklärung:** Zahnschäden, Schluck-/Stimmstörung, Verletzung der untersuchten Regionen, Schwellung mit Luftnot, ggf. Luftröhrenschnitt, Lufteintritt in den Rippenfellraum
- **Nachbehandlung:** bei komplikationslosem Verlauf keine

Tracheotomie

- **Prinzip:** nach Hautschnitt und Durchtrennung des Schilddrüsenisthmus Eröffnen der Trachea unterhalb der ersten Trachealspange, Vernähen der Halshaut mit den Trachealrändern, Einsetzen einer Trachealkanüle
- **Aufklärung:** Wundheilungsstörung, Stimmstörung, Hautemphysem, narbige Verengung der Luftwege
- **Nachbehandlung:** Verneblung, sofern möglich zunächst Belassen der geblockten Trachealkanüle für einige Tage, später ggf. Wechsel auf geblockte oder ungeblockte Sprechkanüle, regelmäßiges Säubern der Kanüle, lokale Stomapflege, Absaugen von Schleim

Cave: bei Kanülenwechsel bei unbekannten Patienten abklären, ob statt einem chirurgisch angelegten Tracheostoma evtl. eine Punktionstracheotomie durchgeführt wurde (Wiedereinführen einer entfernten Kanüle evtl. deutlich erschwert, Lebensgefahr für den Patienten)!

Larynxteilresektion

- **Prinzip:** Teilentfernung des Kehlkopfs von endolaryngeal oder von außen, zahlreiche klassische oder laserchirurgische Verfahren; Vorteil gegenüber Laryngektomie: physiologische Atmung
- **Aufklärung:** Zahnschäden, Stimmverschlechterung bis Stimmverlust, Luftröhrenschnitt, Schluckstörung, Aspirationsgefahr, Hautemphysem, erneute Operation (z.B. bei Narben, Tumorrezidiven)
- **Nachbehandlung:** Stimmruhe, Verneblung, ggf. Magensonde/Breikost, ggf. systemische Steroide bei Larynxödem (z.B. Prednisolon 250–1000 mg i.v.)

Laryngektomie

- **Prinzip:** Komplettentfernung des Kehlkopfs, meist mit Neck Dissection kombiniert, ggf. Entfernung benachbarter Strukturen (z.B. Pharynxteilresektion), Pharynxnaht; lebenslang Tracheostoma erforderlich, Stimmrehabilitation mit elektronischem Stimmgeber, Ruktussprache, Stimmprothesen möglich
- **Aufklärung:** Stimmverlust, bleibende Luftröhrenöffnung, Riechstörung, Fistelbildung, Lymphstau, Verengung der Speisewege mit Schluckstörung, Neigung zu Entzündungen der Luftwege, Tumorrezidiv
- **Nachbehandlung:** Verneblung, Antibiotikaprophylaxe für mehrere Tage (z.B. Cefuroxim und Metronidazol), Magensonde für d Tage (Entfernung nach Nachweis der Dichtigkeit der Pharynxnaht durch Gastrografinschluck), Stimmrehabilitation

6 Äußerer Hals

6.1 Befunderhebung

6.1.1 Anamnese und klinische Untersuchung

Anamnese	
Schwellung, Schmerzen, Entzündungszeichen	
Klinische Untersuchung	
Inspektion	Hautbeschaffenheit, Kontur, Schwellungen, Kopfhaltung
Palpation	Systematische Palpation der Halsweichteile und Lymphknoten (bei Raumforderungen Anzahl, Größe, Konsistenz, Verschieblichkeit, Druckschmerz, Lokalisation bestimmen, bei Pulsationen ggf. Auskultation)

6.1.2 Bildgebung

Sonografie	Im B-Mode Beurteilung und Verlaufskontrolle von Weichteilprozessen, ggf. sonografisch kontrollierte Feinnadelpunktionen, Doppler-/Duplex-Sonografie zur Beurteilung des Blutflusses in den extrakraniellen Gefäßen, Abklärung einer Tumorinfiltration der Halsgefäße
Röntgen	Nativaufnahmen a.-p. und seitlich, ggf. Funktionsaufnahmen zur Beurteilung der HWS
CT (→ S. 106 f.)	Ggf. mit KM, Diagnostik entzündlicher und tumoröser Prozesse, gegenüber MRT bessere Beurteilung der Beteiligung knorpliger oder knöcherner Strukturen
MRT	Ggf. mit KM, Beurteilung von Weichteiltumoren, ggf. MR-Angiografie (Alternative: digitale Subtraktionsangiografie) zur Abklärung von Gefäßprozessen
PET-CT	Einsatz insbesondere zur Primärtumorsuche bei CUP-Syndrom

6.2 Krankheitsbilder

Fehlbildungen

Halszyste/-fistel/-sinus

- **Einteilung**
  - **Mediane Halszyste/-fistel:** Reste des Ductus thyreoglossus, Fistelverlauf meist von der Halsmitte zum Corpus ossis hyoidei
  - **Laterale Halszyste/-fistel:** wahrscheinlich Kiemenbogenreste, Fistelverlauf häufig vom Vorderrand des M. sternocleidomastoideus zur Tonsillenloge
- **Klinik:** Halsschwellung (oft wechselnde Größe), ggf. Dysphagie, Dysphonie, Dyspnoe, ggf. akute Infektion, Sekretion aus Fistelmaul
- **Diagnostik:** Sonografie (bei Zysten glatt begrenzte, echoarme, kugelige Raumforderung), ggf. MRT, evtl. präoperativ nicht klar von anderen Raumforderungen des Halses abzugrenzen
- **Therapie:** vollständige Exstirpation im infektfreien Intervall (ggf. mehrere strickleiterartige Hautschnitte notwendig, bei medialen Halszysten/-fisteln Teilresektion des Zungenbeinkörpers und ggf. des Zungengrunds, bei lateralen Halszysten/-fisteln ggf. Tonsillektomie), bei akuter Infektion antibiotische Therapie (z.B. Amoxicillin/Clavulansäure, Cefuroxim)

Lymphangiom

- **Klinik:** Halsschwellung, ggf. Dyspnoe, Dysphagie, kosmetische Entstellung
- **Diagnostik:** Palpation (kissenartig), Sonografie, ggf. CT/MRT
- **Therapie:** operative Entfernung (expansives Wachstum, spontane Regression selten), ggf. Sklerosierung mit Picibanil

Hämangiom

- **Klinik:** rötliche Schwellung an Haut/Schleimhaut, ggf. kosmetische Entstellung, hämodynamische Störung
- **Diagnostik:** Inspektion/Palpation (weiche, rötliche Schwellung), Sonografie, ggf. CT/MRT, MR-Angiografie/DSA
- **Therapie:** abwartende Haltung (v. a. im Kindesalter hohe Spontanremissionsrate), Therapiemöglichkeiten u.a. Embolisierung/Sklerosierung, Lasertherapie, operative Entfernung, Steroide, Betablocker (bei kindlichen Hämangiomen)

Entzündungen

Lymphadenitis colli

- **Klinik**
  - Akute Form: meist schmerzhafte, ein- oder beidseitige Halslymphknotenschwellung, Odynophagie, Fieber, Krankheitsgefühl, ggf. Tortikollis
  - Chronische Form: meist schmerzlose, ein- oder beidseitige Halslymphknotenschwellung, ggf. zusätzliche Symptome zugrunde liegender Erkrankungen
- **Diagnostik:** HNO-Status (Suche nach Organinfektion), ggf. interdisziplinäre Konsile (Zahnmedizin, Pädiatrie, Innere Medizin, Dermatologie), Sonografie z. A. Einschmelzung (zentrales Echo) und als Verlaufskontrolle, BB/CRP, bei Nichtansprechen der Therapie ausführlichere Diagnostik, z.B. serologische Untersuchungen (z.B. EBV, HIV, Toxoplasmose, CMV, Brucellose, Tularämie, Katzenkratzkrankheit, Lues), Tuberkuloseabklärung, ggf. Histologiegewinnung (frühzeitig bei Immundefizienz, Risikopatienten für maligne Erkrankungen, spätestens nach 4 Wochen in therapierefraktären Fällen; Gewebe in Pathologie und Mikrobiologie einschicken!)
- **DD:** u.a. Lymphknotenmetastasen, lymphatische (System-)Erkrankungen, Sarkoidose (jeweils Histologiegewinnung zielführend), Aktinomykose (derbe Knoten, Fistelbildung, Nachweis von Actinomyces israelii), Kawasaki-Syndrom (Vaskulitis im Kindesalter mit Fieber, Haut- und Schleimhautmanifestationen, Halslymphknotenschwellung, gefürchtete Herzbeteiligung; pädiatrisches Konsil)
- **Therapie:** falls erkennbar, Behandlung der zugrunde liegenden Organinfektion, ansonsten bei unspezifischer Lymphadenitis probatorisch z.B. Amoxicillin/Clavulansäure oder Cefuroxim, ggf. symptomatische Therapie mit NSAR (z.B. Ibuprofen), engmaschige Verlaufskontrolle, bei spezifischer Lymphadenitis Therapie entsprechend der Ursache

Halsphlegmone/-abszess

- **Klinik:** starkes Krankheitsgefühl, Schmerzen (Druckdolenz des Halses, ggf. retrosternale Schmerzen bei mediastinaler Ausbreitung), Fieber, ggf. Halsschwellung, Tortikollis, Kieferklemme, Dyspnoe, Dysphagie, kloßige Sprache, ggf. Zeichen der Sepsis, Meningitis
- **Diagnostik:** HNO-Status (Fokussuche, Ausschluss Larynxödem), Sonografie, ggf. KM-CT Hals/Mediastinum (Ausbreitung, Abszedierung), Labor (BB, CRP, Gerinnung), ggf. Blutkulturen bei septischem Verlauf

- **DD:** infiziertes Malignom, akute Thyreoiditis (ggf. internistisches Konsil), Lemierre-Syndrom (Jugularisthrombose bei Tonsillitis durch Fusobacterium necrophorum mit septischen Embolien, z.B. Lungenembolie, Nephritis, Endokarditis, Arthritis; ggf. internistisches Konsil)
- **Therapie:** i.v. Antibiotikatherapie (z.B. Amoxicillin/Clavulansäure, Cefuroxim + Metronidazol), Steroide (z.B. Prednisolon 250-1000 mg i.v.), chirurgische Therapie bei Abszedierung (Spaltung, Spülung und Drainage, immer Materialgewinnung für Pathologie und Mikrobiologie) oder bei unter konservativer Therapie progredienter phlegmonöser Entzündung (Eröffnen der betroffenen Faszienloge, Spülung, Drainage), bei V. a. nekrotisierende Fasziitis (Blasen, Haut-/Unterhautnekrosen) auch ohne Erregernachweis schnellstmögliche, radikale chirurgische Nekrosektomie und entsprechende i.v. Antibiotikatherapie (z.B. Cefotaxim + Metronidazol + Vancomycin, weitere Kombinationen s. AWMF-Leitlinien)

Tumoren

Glomus-caroticum-Tumor (Paragangliom)

- **Klinik:** schmerzlose, ggf. pulsierende Halsschwellung, ggf. Nervenausfälle (Nn. IX, X, XI, XII, N. phrenicus), Horner-Syndrom
- **Diagnostik:** Palpation, Auskultation, B-Mode- und Duplex-Sonografie (echoarme, gut vaskularisierte Raumforderung mit Aufweitung der Karotisgabel), Angio-MRT oder DSA
- **Einteilung** nach **Shamblin:** Klasse I/II/III je nach Umscheidung der Karotiden (keine/teilweise/vollständig)

Cave: keine Biopsie, extreme Blutungsgefahr!

- **DD:** u.a. Aneurysma, Neurinom, Lymphom
- **Therapie:** Operation nach Embolisation, ggf. Radiotherapie

Halslymphknoten-Metastasen/CUP-Syndrom

Strukturiertes Vorgehen bei klinischem V.a. Halslymphknoten-Metastase

- Sonografie, KM-CT/MRT der Kopf-Hals-Region
- Klinisch Primarius erkennbar: entsprechende Diagnostik/Therapie
- Klinisch kein Primarius erkennbar: Panendoskopie in ITN
  - → Intraoperativ Primarius erkennbar: PE des Befunds und entsprechende weitere Diagnostik/Therapie
  - → Intraoperativ kein Primarius erkennbar: Lymphknotenexstirpation oder -PE (bei N3-Metastase); bei gesicherter maligner Histologie PET-CT zur Primariussuche durchführen
    - ⇒Im PET-CT Hinweis auf Primarius im HNO-Gebiet: erneute Panendoskopie und gezielte PE des Befunds, ggf. Tonsillektomie bei Befund in der Tonsillenloge
    - ⇒Im PET-CT Hinweis auf Primarius außerhalb des HNO-Gebiets: Überweisung an die entsprechende Fachdisziplin
    - ⇒Im PET-CT kein Hinweis auf Primarius: erneute Panendoskopie mit Tonsillektomie bds., Nasopharynx- und Zungengrund-PEs

CUP-Syndrom (Primarius trotz obigem Vorgehen nicht auffindbar):

- **Therapie**: i.d.R. ipsilaterale, modifiziert-radikale Neck Dissection, großvolumige Radiatio (Pharynx, beidseitiger zervikaler Lymphabfluss)
- **Prognose**: Fünfjahresüberlebensrate N1 48%, N2 38%, N3 21%

6.3 Operative Verfahren

Lymphknotenextirpation/Neck Dissection

- **Prinzip**: Entfernung eines Lymphknotens bzw. vollständige Ausräumung von Lymphknotenlevels einschließlich des umgebenden Fett- und Bindegewebes, ggf. unter Mitnahme nichtlymphatischer Strukturen
- **Aufklärung**: Blutung, Nachblutung, Bluttransfusion, Lymphfistel, Lymphstau mit Gesichtsschwellung, Nervenverletzung (Gesichts-, Zungen-, Stimmband-, Zwerchfell- und Armhebernerven), Horner-Syndrom (kleine Pupille und Lidspalte, zurückgesunkenes Auge), Schluckbeschwerden, Atemnot, Taubheitsgefühl, Halsnarbe
- **Nachbehandlung**: Drainagenentfernung je nach Förderleistung, ggf. Druckverband, Fadenzug ab dem 7. postoperativen Tag

Einteilung der zervikalen Lymphknoten-Level nach Robbins	
I a	Submentale LK (kranial Höhe Zungenbein)
I b	Submandibuläre LK (kranial Höhe Zungenbein)
II a	Kraniojuguläre LK oberhalb des N. XI (kranial Höhe Zungenbein)
II b	Kraniojuguläre LK unterhalb des N. XI (kranial Höhe Zungenbein)
III	Mediojuguläre LK (Höhe Zungenbein bis Ringknorpel)
IV	Kaudojuguläre LK (kaudal Höhe Ringknorpel)
V a	LK im hinteren Halsdreieck (dorsal des M. sternocleidomastoideus) oberhalb einer gedachten Linie auf Höhe des Ringknorpels
V b	LK im hinteren Halsdreieck (dorsal des M. sternocleidomastoideus) unterhalb einer gedachten Linie auf Höhe des Ringknorpels
VI	LK im vorderen Halsdreieck (kaudal Höhe Zungenbein)

Neck Levels nach Robbins

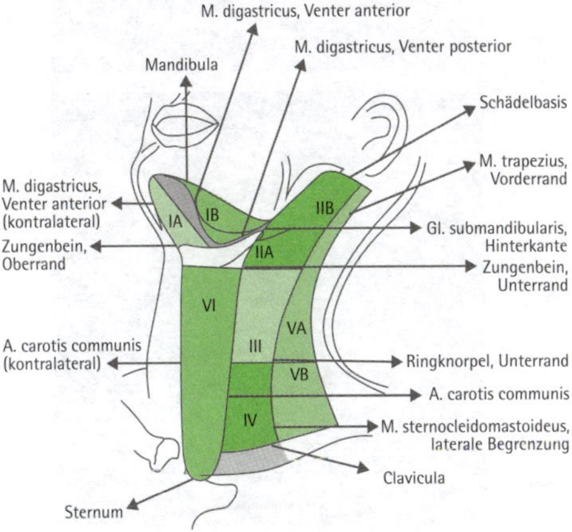

7 CT-Normalbefunde

7.1 Felsenbein

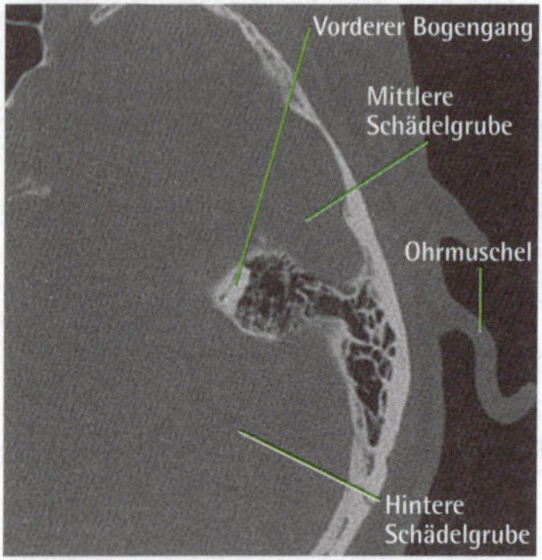

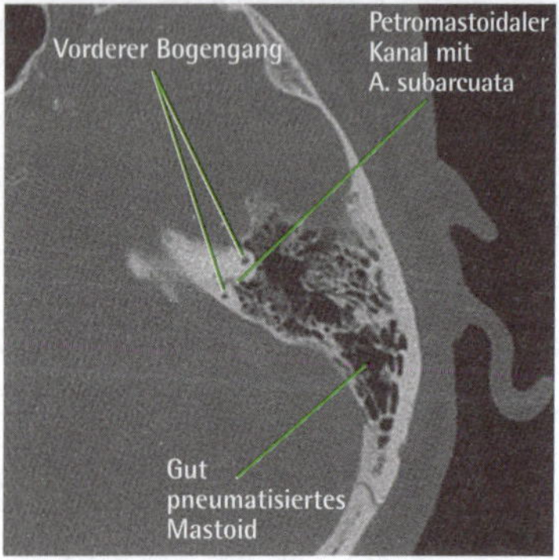

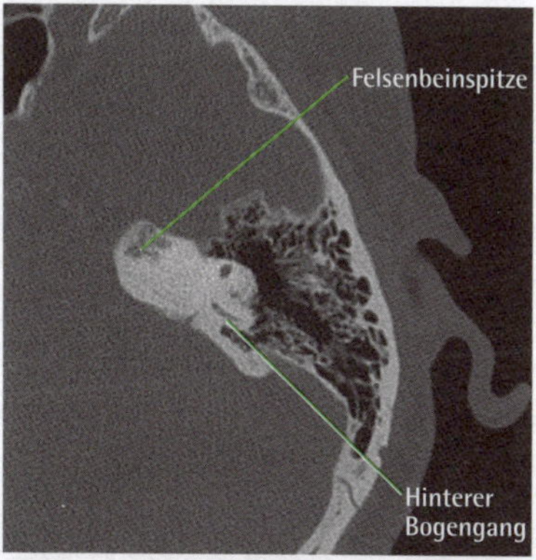
Felsenbeinspitze
Hinterer
Bogengang

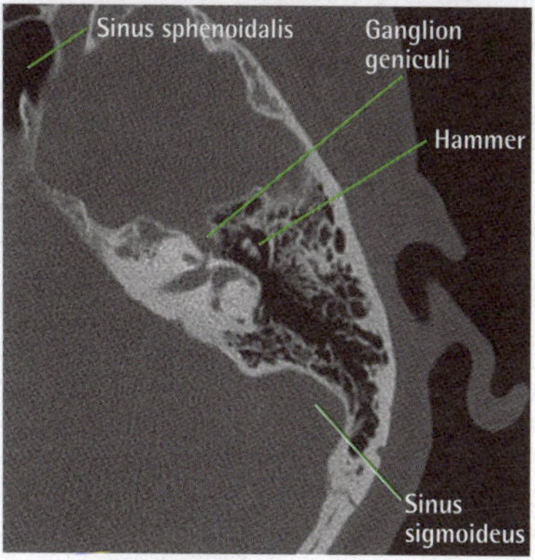
Sinus sphenoidalis
Ganglion
geniculi
Hammer
Sinus
sigmoideus

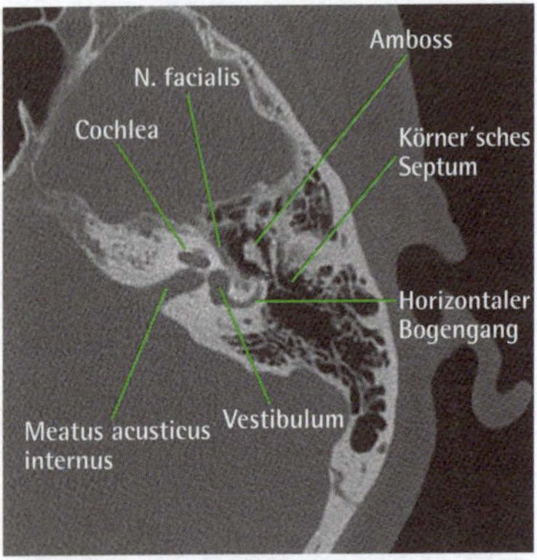
Amboss
N. facialis
Cochlea
Körner'sches Septum
Horizontaler Bogengang
Meatus acusticus internus
Vestibulum

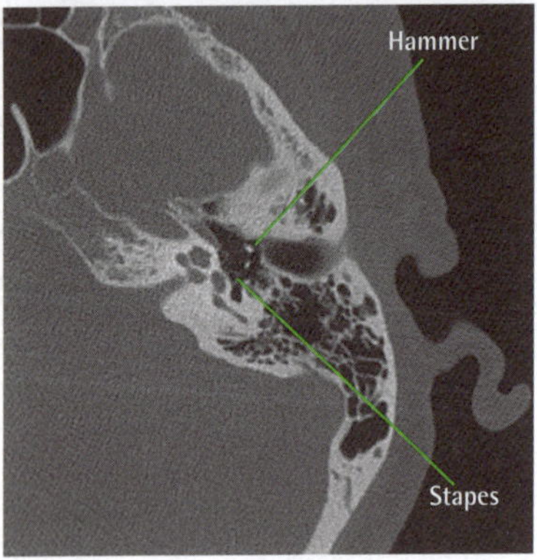
Hammer
Stapes

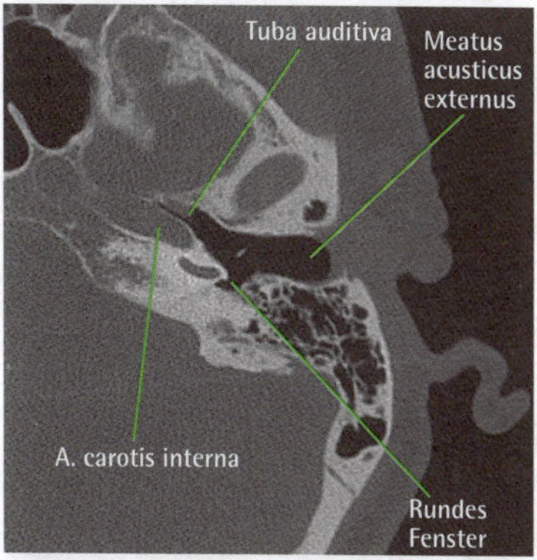
Tuba auditiva
Meatus acusticus externus
A. carotis interna
Rundes Fenster

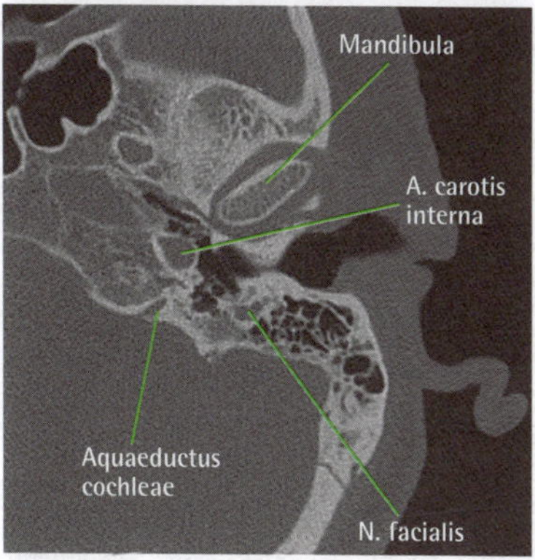
Mandibula
A. carotis interna
Aquaeductus cochleae
N. facialis

7.2 Nasennebenhöhlen

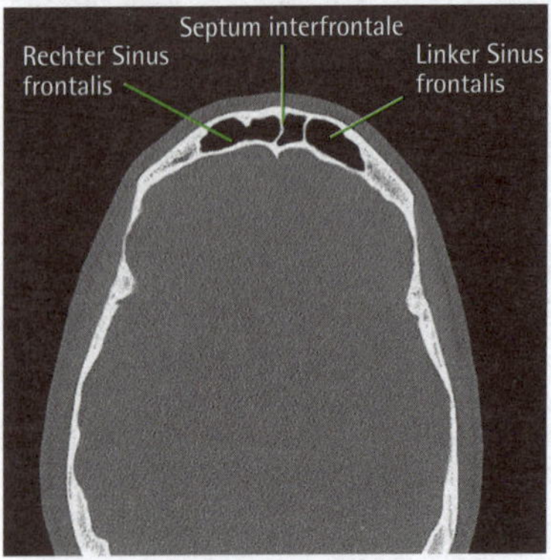

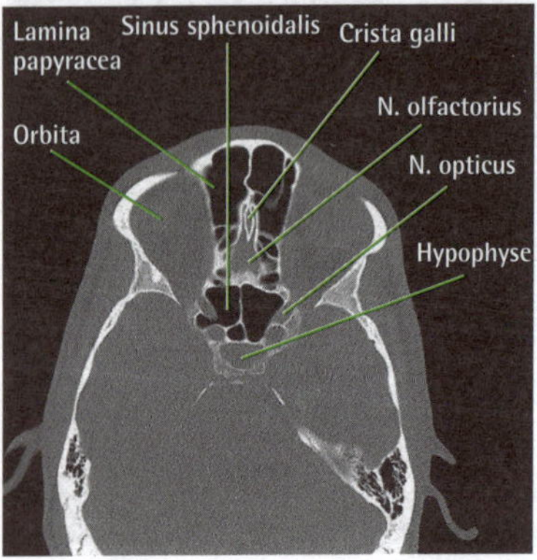

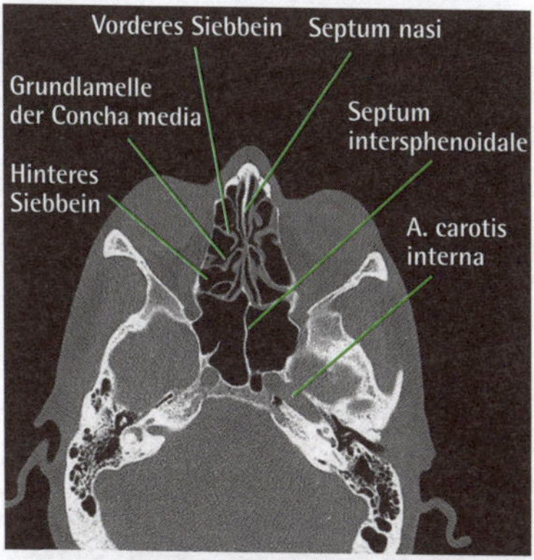
Vorderes Siebbein
Septum nasi
Grundlamelle der Concha media
Septum intersphenoidale
Hinteres Siebbein
A. carotis interna

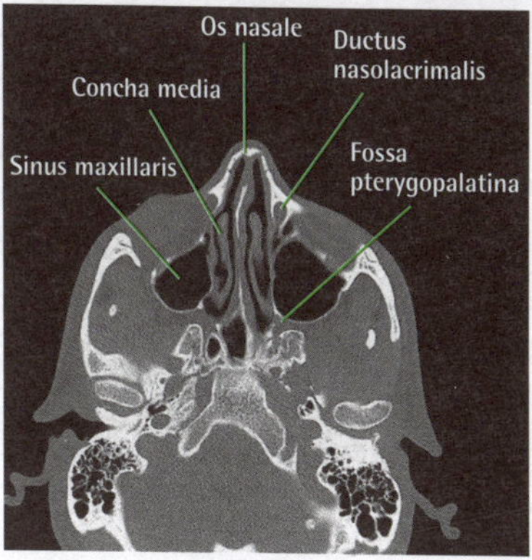
Os nasale
Ductus nasolacrimalis
Concha media
Fossa pterygopalatina
Sinus maxillaris

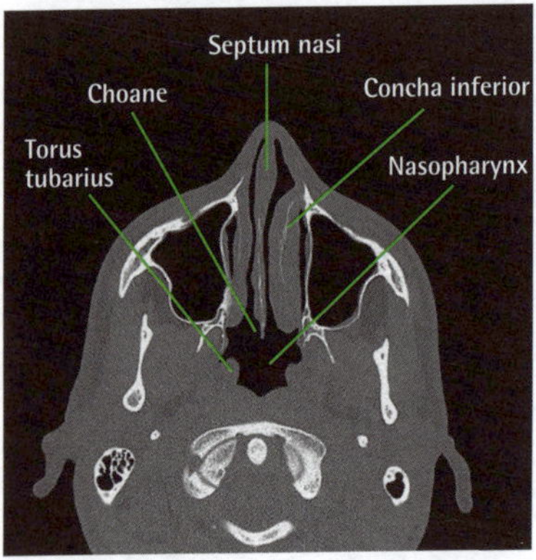
Septum nasi
Choane
Concha inferior
Torus
tubarius
Nasopharynx

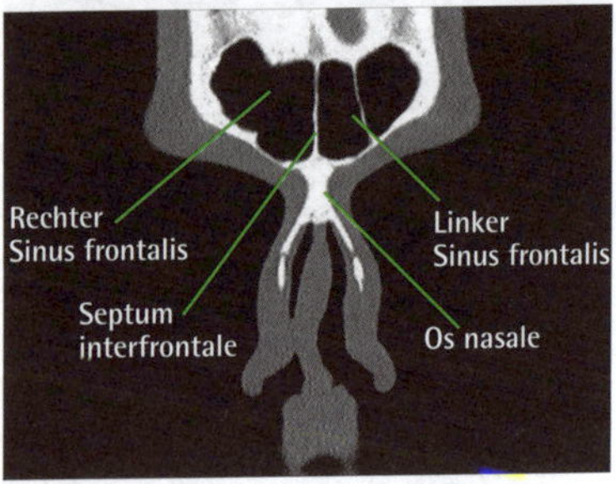
Rechter
Sinus frontalis
Linker
Sinus frontalis
Septum
interfrontale
Os nasale

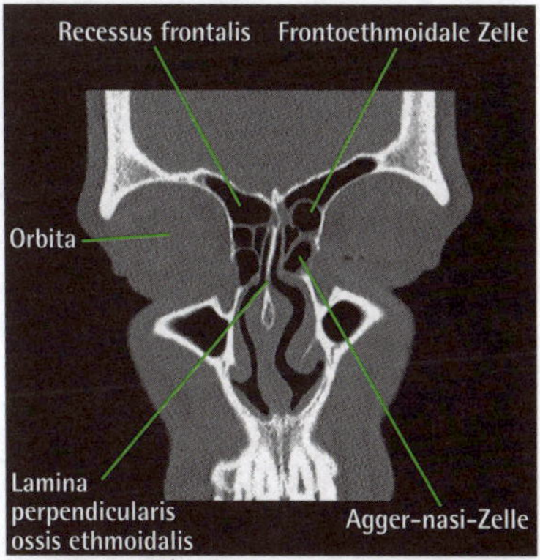
Recessus frontalis
Frontoethmoidale Zelle
Orbita
Lamina perpendicularis ossis ethmoidalis
Agger-nasi-Zelle

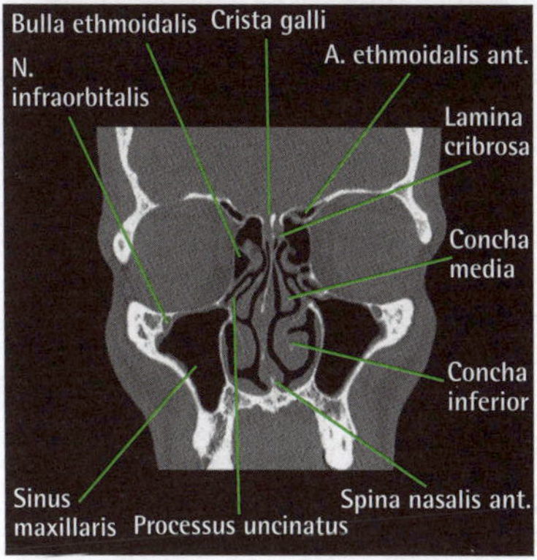
Bulla ethmoidalis
Crista galli
N. infraorbitalis
A. ethmoidalis ant.
Lamina cribrosa
Concha media
Concha inferior
Sinus maxillaris
Processus uncinatus
Spina nasalis ant.

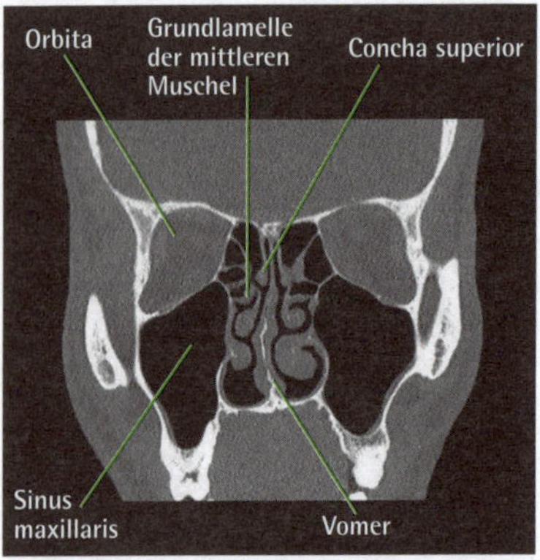
Orbita
Grundlamelle der mittleren Muschel
Concha superior
Sinus maxillaris
Vomer

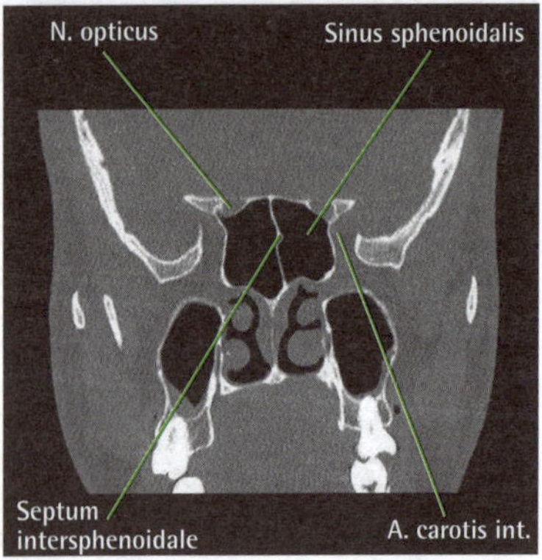
N. opticus
Sinus sphenoidalis
Septum intersphenoidale
A. carotis int.

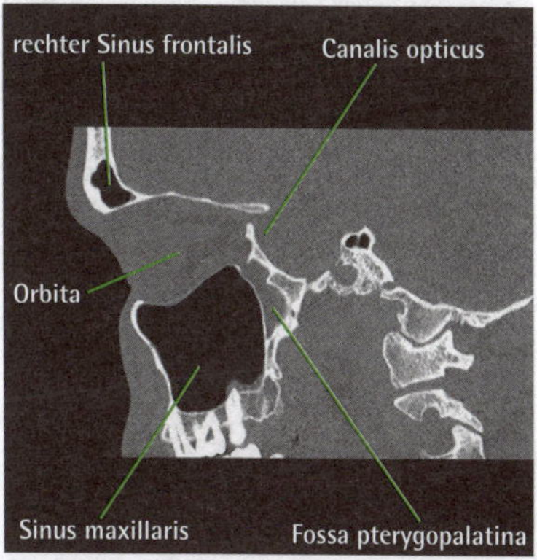
rechter Sinus frontalis
Canalis opticus
Orbita
Sinus maxillaris
Fossa pterygopalatina

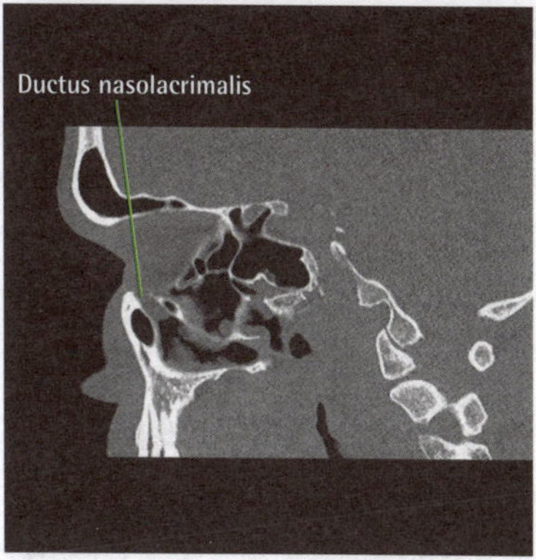
Ductus nasolacrimalis

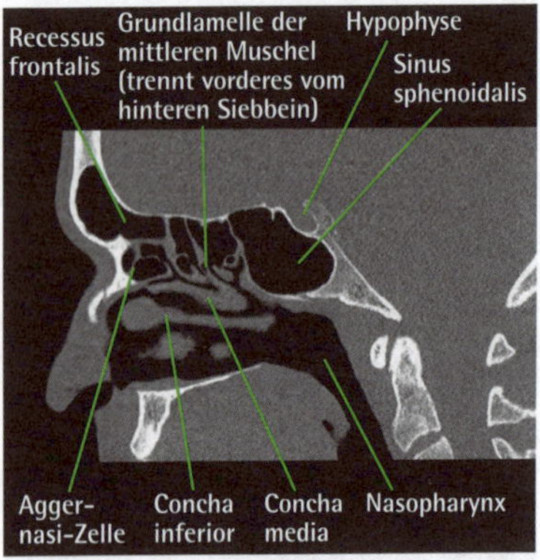
Recessus frontalis
Grundlamelle der mittleren Muschel (trennt vorderes vom hinteren Siebbein)
Hypophyse
Sinus sphenoidalis
Agger-nasi-Zelle
Concha inferior
Concha media
Nasopharynx

7.3 Hals

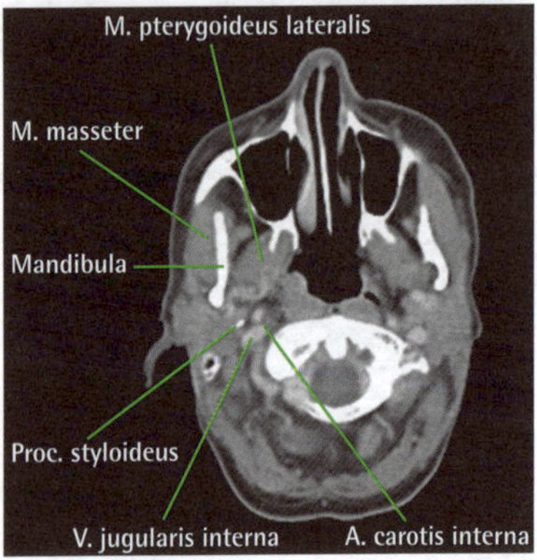
M. pterygoideus lateralis
M. masseter
Mandibula
Proc. styloideus
V. jugularis interna
A. carotis interna

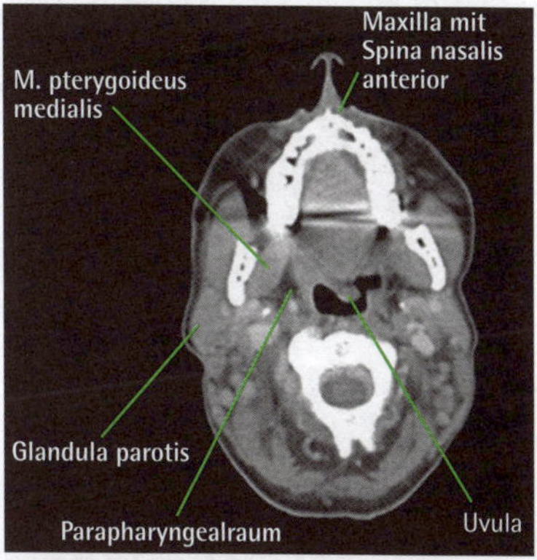
Maxilla mit
Spina nasalis
anterior
M. pterygoideus
medialis
Glandula parotis
Parapharyngealraum
Uvula

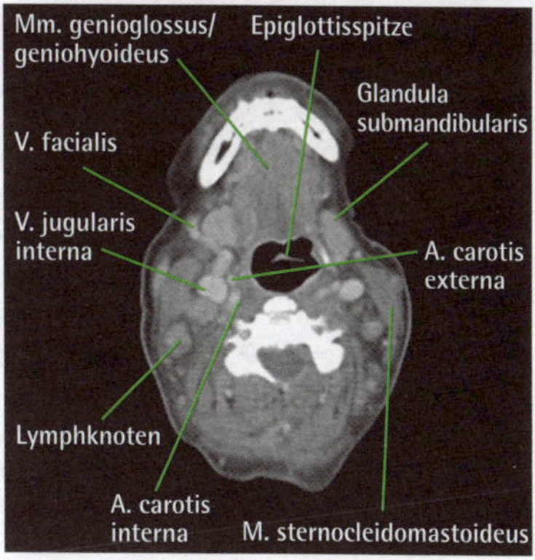
Mm. genioglossus/
geniohyoideus
Epiglottisspitze
Glandula
submandibularis
V. facialis
V. jugularis
interna
A. carotis
externa
Lymphknoten
A. carotis
interna
M. sternocleidomastoideus

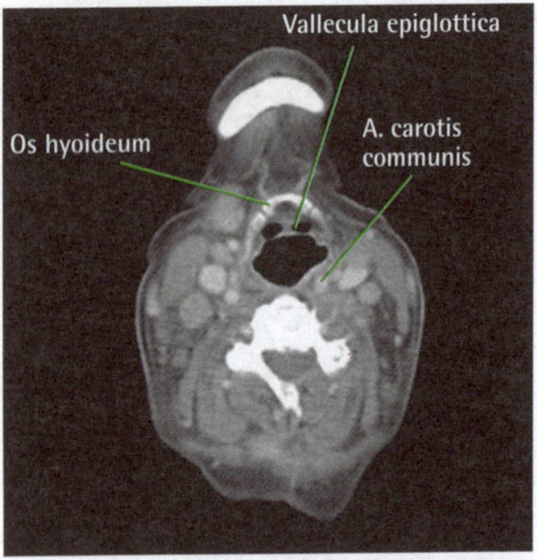
Vallecula epiglottica
Os hyoideum
A. carotis communis

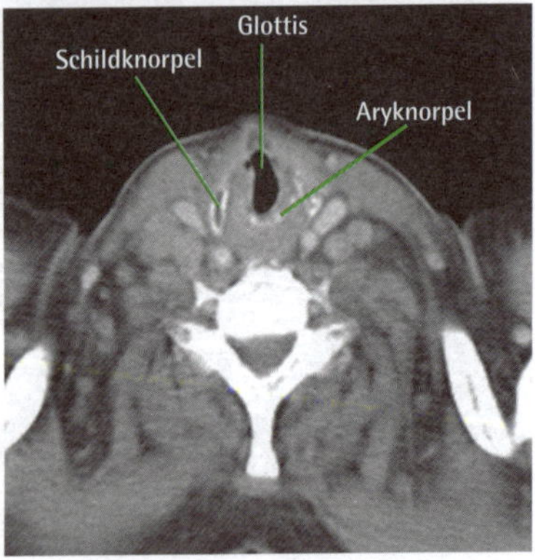
Glottis
Schildknorpel
Aryknorpel

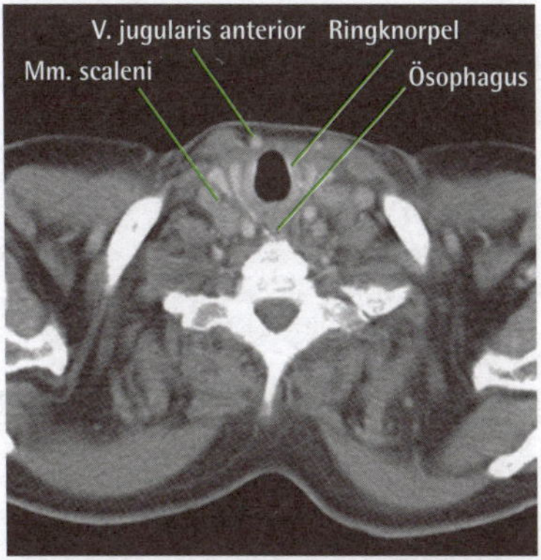
V. jugularis anterior
Ringknorpel
Mm. scaleni
Ösophagus

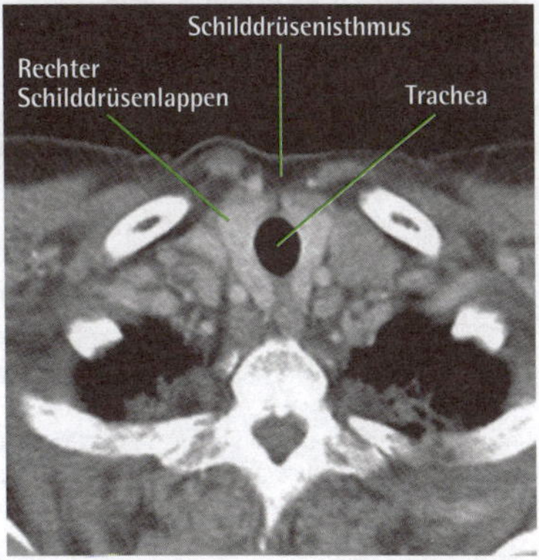
Schilddrüsenisthmus
Rechter Schilddrüsenlappen
Trachea

8 Anhang

8.1 TNM-Klassifikation von HNO-Tumoren

8.1.1 Lymphknoten-Metastasen

N0	Keine Lymphknoten-Metastasen
N1	Ein ipsilateraler Lymphknoten ≤ 3 cm
N2a	Ein ipsilateraler Lymphknoten > 3 und ≤ 6 cm
N2b	Multiple ipsilaterale Lymphknoten ≤ 6 cm
N2c	Multiple bilaterale Lymphknoten ≤ 6 cm
N3	Lymphknoten > 6 cm
Sonderklassifikation für Nasopharynx-Tumoren	
N1	Unilaterale Halslymphknoten und/oder bilaterale retropharyngeale Lymphknoten kranial der Fossa supraclavicularis, jeweils ≤ 6 cm
N2	Bilaterale Halslymphknoten ≤ 6 cm kranial der Fossa supraclavicularis
N3a	Lymphknoten > 6 cm
N3b	Lymphknoten in der Fossa supraclavicularis

8.1.2 Nasenhaupthöhle/Siebbein

Unterbezirke: Septum/Vestibulum/Nasenboden/laterale Nasenwand/Siebbein rechts und links	
T1	Tumor auf einen Unterbezirk begrenzt mit oder ohne Knocheninfiltration
T2	Tumor auf zwei Unterbezirke oder Nachbarbezirk begrenzt mit oder ohne Knocheninfiltration
T3	Infiltration von medialer Orbita, Orbitaboden, Kieferhöhle, Lamina cribrosa, Hartgaumen
T4a	Infiltration von vorderer Orbita, Wangenhaut, Keilbeinhöhle, Stirnhöhle, Processus pterygoideus
T4b	Infiltration von Orbitaspitze, Dura, mittlerer Schädelgrube, Clivus, Hirnnerven (außer V2), Nasopharynx

8.1.3 Kieferhöhle

T1	Tumor auf Kieferhöhlenschleimhaut begrenzt
T2	Knocheninfiltration außer in die Kieferhöhlenhinterwand
T3	Infiltration von Kieferhöhlenhinterwand, Ethmoid, medialer Orbitawand, Orbitaboden, Fossa pterygopalatina, Subkutis
T4a	Infiltration von vorderer Orbita, Lamina cribrosa, Wangenhaut
T4b	Infiltration von Orbitaspitze, Dura, mittlerer Schädelgrube, Clivus, Hirnnerven (außer V2), Nasopharynx

8.1.4 Nasopharynx

T1	Tumor auf Nasopharynx begrenzt oder Ausbreitung in Oropharynx/Nasenhaupthöhle
T2	Parapharyngeale Ausbreitung
T3	Infiltration der knöchernen Schädelbasis oder der Nasennebenhöhlen
T4	Intrakranielle Infiltration, Infiltration von Fossa infratemporalis, Hypopharynx, Orbita, Spatium masticatorium

8.1.5 Mundhöhle

T1	Tumor $\leq$ 2 cm
T2	Tumor > 2 und $\leq$ 4 cm
T3	Tumor $\geq$ 4 cm
T4a	Infiltration von kortikalem Knochen, Zungenmuskulatur, Kieferhöhle, Gesichtshaut
T4b	Infiltration von Spatium masticatorium, Processus pterygoideus, Schädelbasis, A. carotis interna

8.1.6 Oropharynx

T1	Tumor $\leq$ 2 cm
T2	Tumor > 2 und $\leq$ 4 cm
T3	Tumor $\geq$ 4 cm oder Infiltration von lingualer Epiglottis
T4a	Infiltration von Larynx, Zungenmuskulatur, Hartgaumen, Unterkiefer
T4b	Infiltration von M. pterygoideus lateralis, Schädelbasis, A. carotis interna

8.1.7 Hypopharynx

Unterbezirke: Postkrikoidregion, Sinus piriformis, Hypopharynxhinterwand	
T1	Tumor ≤ 2 cm und/oder auf einen Unterbezirk begrenzt
T2	Tumor > 2 und ≤ 4 cm und/oder auf zwei Unterbezirke begrenzt
T3	Tumor > 4 cm oder Fixation des Hemilarynx
T4a	Infiltration von Schild-/Ringknorpel, Zungenbein, Schilddrüse, Ösophagus, Halsweichteile
T4b	Infiltration von prävertebraler Faszie, A. carotis interna, Mediastinum

8.1.8 Larynx: Supraglottis

Unterbezirke: Epiglottis, aryepiglottische Falte, Arytenoidgegend, Taschenfalten	
T1	Tumor auf Supraglottis begrenzt, normale Stimmlippenbeweglichkeit
T2	Tumor überschreitet Supraglottis, normale Stimmlippenbeweglichkeit
T3	Stimmlippenfixation, Tumor auf Larynx begrenzt, ggf. Infiltration von Postkrikoidregion
T4a	Infiltration von Schildknorpel, Schilddrüse, Halsweichteile, Ösophagus
T4b	Infiltration von Prävertebralraum, A. carotis interna, Mediastinum

8.1.9 Larynx: Glottis

T1a	Tumor auf eine Stimmlippe begrenzt (kann vordere/hintere Kommissur einbeziehen)
T1b	Tumor auf beide Stimmlippen begrenzt
T2	Tumorausbreitung supra- oder subglottisch und/oder eingeschränkte Stimmlippenbeweglichkeit
T3	Tumor auf Larynx begrenzt, Stimmlippenfixation und/oder Infiltration von Postkrikoidregion/präepiglottischem Gewebe
T4a	Infiltration von Schildknorpel, Schilddrüse, Halsweichteilen, Ösophagus
T4b	Infiltration von Prävertebralraum, A. carotis interna, Mediastinum

8.1.10 Larynx: Subglottis

T1	Tumor auf Subglottis begrenzt, normale Stimmlippenbeweglichkeit
T2	Tumor erreicht Stimmlippe(n), normale oder eingeschränkte Stimmlippenbeweglichkeit
T3	Tumor auf Larynx begrenzt, Stimmlippenfixation
T4a	Infiltration von Schildknorpel, Schilddrüse, Halsweichteilen, Ösophagus
T4b	Infiltration von Prävertebralraum, A. carotis interna, Mediastinum

8.1.11 Speicheldrüsen

T1	Tumor ≤ 2 cm, auf Drüsenparenchym begrenzt
T2	Tumor > 2 und ≤ 4 cm, auf Drüsenparenchym begrenzt
T3	Tumor > 4 cm
T4a	Infiltration von Haut, Unterkiefer, äußerem Gehörgang, N. facialis
T4b	Infiltration von Schädelbasis, Processus pterygoideus, A. carotis interna

8.1.12 Tumorstadium

I	T1	N0	M0
II	T2	N0	M0
III	T1–2 T3	N1 N0–1	M0 M0
IVA	T1-3 T4a	N2 N0–2	M0 M0
IVB	T1–4a T4b	N3 N0–3	M0 M0
IVC	T1–4a	N0–3	M1

Sondereinteilung für Nasopharynx-Tumoren			
I	T1	N0	M0
II	T1 T2	N1 N0–1	M0 M0
III	T1–2 T3	N2 N0–2	M0 M0
IVA	T4	N0–2	M0
IVB	T1–4	N3	M0
IVC	T1–4	N0–3	M1

8.2 Audiologische Tabellen

Berechnung des prozentualen Hörverlusts und der MdE

Nach den Königsteiner Empfehlungen der Deutschen Gesetzlichen Unfallversicherung zur Begutachtung der Lärmschwerhörigkeit (5. Auflage 2012)

1. **Hörverlust für Zahlen** aus dem Sprachaudiogramm ablesen
2. **Gewichtetes Gesamtwortverstehen nach Feldmann** aus dem Sprachaudiogramm ermitteln: (3 x Einsilberverständlichkeit bei 60 dB + 2 x Einsilberverständlichkeit bei 80 dB + 1 x Einsilberverständlichkeit bei 100 dB) x 0,5
3. Eingehen in die **Tabelle nach Boenninghaus und Röser (1973, Tab. 1)** und **Ermitteln des prozentualen Hörverlusts**
   - **20–40%:** Wert wird beibehalten
   - **> 40%:** erneute Berechnung unter Verwendung des **einfachen Gesamtwortverstehens nach Boenninghaus und Röser** (Einsilberverständlichkeit bei 60 dB + Einsilberverständlichkeit bei 80 dB + Einsilberverständlichkeit bei 100 dB), prozentualer Hörverlust nach Neuberechnung darf 40% nicht unterschreiten
   - **< 20%:** Ermittlung des prozentualen Hörverlusts aus dem Tonschwellenaudiogramm mit der **Dreifrequenztabelle nach Röser (1980, Tab. 2)**, falls sich hierbei ein prozentualer Hörverlust von 20% ergibt, werden maximal 20% angenommen
4. Eingehen in die **Tabelle nach Feldmann (1995, Tab. 3)** zur **Berechnung der MdE** aus dem prozentualen Hörverlust beider Ohren

Tabelle 1: Berechnung des prozentualen Hörverlusts aus dem Sprachaudiogramm nach Boenninghaus und Röser (1973)

Gesamt verstehen	Hörverlust in Zahlen in dB											
	< 20	Ab 20	Ab 25	Ab 30	Ab 35	Ab 40	Ab 45	Ab 50	Ab 55	Ab 60	Ab 65	Ab 70
< 20	100	100	100	100	100	100	100	100	100	100	10	100
Ab 20	95	95	95	95	95	95	95	95	95	95	95	100
Ab 35	90	90	90	90	90	90	90	90	90	90	95	100
Ab 50	80	80	80	80	80	80	80	80	80	90	95	100
Ab 75	70	70	70	70	70	70	70	70	80	90	95	100
Ab 100	60	60	60	60	60	60	60	70	80	90	95	
Ab 125	50	50	50	50	50	50	60	70	80	90		
Ab 150	40	40	40	40	40	50	60	70	80			
Ab 175	30	30	30	30	40	50	60	70				
Ab 200	20	20	20	30	40	50	60					
Ab 225	10	10	20	30	40	50						
Ab 250	0	10	20	30	40							

Tabelle 2: Berechnung des prozentualen Hörverlusts aus dem Tonschwellenaudiogramm nach Röser (1980)

Summe der Hörverluste bei 2 und 3 kHz	Tonhörverlust bei 1 kHz										
dB	0	5 10	15 20	25 30	35 40	45 50	55 60	65 70	75 80	85 90	95 100
0–15	0	0	0	0	5	15			Hörverlust in Prozent		
20–35	0	0	0	5	10	20	30				
40–55	0	0	0	10	20	25	35	45			
60–75	0	0	10	15	25	35	40	50	60		
80–95	0	5	15	25	30	40	50	60	70	80	
100–115	5	15	20	30	40	50	55	70	80	90	100
120–135	10	20	30	35	45	55	65	75	90	100	100
140–155	20	25	35	45	50	60	75	85	95	100	100
160–175	25	35	40	50	60	70	80	95	100	100	100
180–195	30	40	50	55	70	80	90	100	100	100	100
ab 200	40	45	55	65	75	90	100	100	100	100	100

Tabelle 3: Berechnung der MdE aus dem prozentualen Hörverlust beider Ohren nach Feldmann (1995)

Rechtes Ohr	Hörverlust in %	0-20	20-40	40-60	60-80	80-95	100
Normalhörigkeit	**0-20**	0	0	10	10	15	20
		10					
Geringgradige Schwerhörigkeit	**20-40**	0	15	20	20	30	30
			20				
Mittelgradige Schwerhörigkeit	**40-60**	10	20	30	30	40	40
				40			
Hochgradige Schwerhörigkeit	**60-80**	10	20	30	50	50	50
					60		
An Taubheit grenzende Schwerhörigkeit	**80-95**	15	30	40	50	70	70
						80	
Taubheit	**100**	20	30	40	50	70	80
	Hörverlust in %	**0-20**	**20-40**	**40-60**	**60-80**	**80-95**	**100**
	Linkes Ohr	Normalhörigkeit	Geringgradige Schwerhörigkeit	Mittelgradige Schwerhörigkeit	Hochgradige Schwerhörigkeit	An Taubheit grenzende Schwerhörigkeit	Taubheit

8.3 HNO-relevante Abkürzungen

#	Fraktur
⊥	mittig/gerade
a	Jahr (lat. „annus")
A.	1. Ampulle 2. Arterie 3. Aryknorpel 4. Arzt 5. Aufnahme
AAA	American Academy of Audiology
AABR	Automatic Auditory Brainstem Response
AAR	aktive anteriore Rhinomanometrie
AASM	American Academy of Sleep Medicine
AAT	Aachener Aphasietest
a.ä.A.	auf ärztliche Anordnung
AB	1. Antibiotikum 2. Arteria basilaris
ABI	Auditory Brainstem Implant
ABL	Absolutlatenz
ABLB	Alternate Binaural Loudness Balancing
ABR	Auditory Brainstem Response
AC	Arteria carotis
a.c.	ad concham
ACAE	Accrediation Council for Audiology Education
ACE	1. Advanced Combined Encoder 2. Angiotensin Converting Enzyme 3. Arteria carotis externa
ACGC	Auditory Counseling Growth Checklist
ACI	Arteria carotis interna
ACV	Aciclovir
ADA	1. Academy of Dispensing Audiologists 2. Academy of Doctors of Audiology
ADANO	Arbeitsgemeinschaft Deutschsprachiger Audiologen und Neurootologen
ADD	Attention Deficit Disorder
ADHD	Attention Deficit Hyperactivity Disorder
ADHS	Aufmerkamkeitsdefizit-Hyperaktivitätssyndrom
ADPT	Auditory Duration Patterns Test
ADS	Aufmerksamkeitsdefizit-Syndrom
ADST	Allgemeiner Deutscher Sprachtest
ADT	Auditory Discrimination Test
AEA	Arteria ethmoidalis anterior
AEHP	akustisch evozierte Hirnpotenziale
AEP	1. akustisch evozierte Potenziale 2. Arteria ethmoidalis post.

ÄHZ	äußere Haarzellen
AFS	1. Akademie für Schlafmedizin 2. Allergic Fungal Sinusitis
AFST	Amplified Sound Field Tresholds
AFT	Auditory Fusion Test
AGC	Automatic Gain Control
AHA	Akademie für Hörgeräte-akustik
AHI	Apnoe-Hypopnoe-Index
aHT	arterielle Hypertonie
AI	1. Arousal Index 2. Articulation Index
AIDS	Acquired Immunodeficiency Syndrome
AIED	Autoimmune Inner Ear Disease
AIT	Auditory Integration Training
AK	1. Antikörper 2. Arbeitskreis 3. Artikulation
AKN	Akustikusneurinom
a.l.	andernorts (lat. „alio loco“)
ALD	Assistive Listening Device
ALMA	Alternating Leg Muscle Activation
ALS	Antistreptolysin
ALT	Anterolateral Thigh
Amb	Ambulanz
amb	ambulant
AMG	Arzneimittelgesetz
AMLR	Auditory Middle Latency Response
Amp.	Ampulle
ANA	antinukleäre Antikörper
ANCA	antineutrophile zytoplasmatische Antikörper
ANL	Acceptable Noise Level
ANR	Active Noise Reduction
ANSI	American National Standards Institute
ant.	anterior
ANUG	akute nekrotisierende und ulzerierende Gingivitis
ANZ	Agger-nasi-Zellen
AOM	Acute Otitis Media
AON	Anterior Olfactory Nucleus
AP	Aktionspotenzial
APAP	Automatic Positive Airway Pressure
APC	aktiviertes Protein C
APHAB	Abbreviated Profile of Hearing Aid Benefit
APHAP	Abbreviated Profile of Hearing Aid Performance
APKO	Arbeitsgemeinschaft für Plastische, rekonstruktive und ästhetische Kopf-Hals-Chirurgie
APV	Aphasie-Prüfverfahren
Aq	Aqua
AR	1. akustische Rhinometrie 2. allergische Rhinitis

ARD	Acoustic Reflex Decay
ARIA	Allergic Rhinitis and its Impact on Asthma
ARS	Acute Rhinosinusitis
ART	Auditory Nerve Response Telemetry
ASA	Acoustical Society of America
ASABR	Automatic Screening Auditory Brainstem Response
ASC	Anterior Semicircular Canal
ASDA	American Sleep Disorders Association
ASFT	Amplified Sound Field Thresholds
ASHA	American Speech-Language-Hearing Association
ASKRA	Arbeitsgemeinschaft Schädelbasis- und kraniofaziale Chirurgie
ASP	Arteria sphenopalatina
ASR	Antistreptolysinreaktion
ASS	Acetylsalizylsäure
ASSR	Auditory Steady State Evoked Responses
AST	Antistreptolysintest
ASVT	Anweisungs- und Sprachverständnistest
AT	1. Acoustic Trauma 2. Adenotomie 3. Attack Time 4. Augentropfen
ATR	Augentropfen
ATT	Alpha Attenuation Test
AU	Arbeitsunfähigkeit
AUB	Allgemeine Unfallversicherungsbedingungen
AuD	Doctor of Audiology
Audio	Audiogramm
AUS	Augensalbe
av	arteriovenös
AVAK	Analyseverfahren zur Aussprachestörung bei Kindern
AVC	Automatic Volume Control
AVCN	Anterior Ventral Cochlear Nucleus
AVWS	auditorische Verarbeitungs- und Wahrnehmungsstörung
a.W.d.P.	auf Wunsch des Patienten
AWMF	Arbeitsgemeinschaft der Wissenschaftlichen Medizinischen Fachgesellschaften
AWST 3-6	aktiver Wortschatztest für 3- bis 6-jährige Kinder
AZ	Allgemeinzustand
B	Brief
BAEP	Brainstem Auditory Evoked Potentials
BAHA	Bone Anchored Hearing Aid
BB	Blutbild
BCC	Basalzellkarzinom
BCL	Békésy Comfortable Loudness
BD	Blutdruck
BDI	Beck Depression Inventory
BDL	Bundesverband Deutscher Schulen für Logopädie

bds.	beidseits
BE	1. Blutentnahme 2. Bulla ethmoidalis
BERA	Brainstem Evoked Response Audiometry
BfArM	Bundesinstitut für Arzneimittel und Medizinprodukte
BG	Berufsgenossenschaft
BGA	Blutgasanalyse
BGB	Bürgerliches Gesetzbuch
BILD	Binaural Intelligibility Level Difference
BILL	Bass Increase at Low Levels
BIPAP	Biphasic Positive Airway Pressure
BK	Blickkontakt
BKB-SIN	Bamford-Kowal-Bench Speech-in-Noise
BKVO	Berufskrankheitenverordnung
BMLD	Binaural Masking Level Difference
BMS	Burning Mouth Syndrom
BNL	Background Noise Level
BOA	benigne orale Aphtose
BOEL	Blickens Orientering efter Ljud
BOLT	Broadband Output Limiting Treshold
BoNT	Botulinumneurotoxin
BOR	Branchio-oto-renales Syndrom
BP	Blepharoplastik
BPLS	benigner paroxysmaler Lagerungsschwindel
BPPV	Benign Paroxysmal Positional Vertigo
BRN	Blickrichtungsnystagmus
BSER	Brainstem Evoked Response
BSP	Bandscheibenprolaps
BTA	Botulinumneurotoxin Typ A
BTE	Behind the Ear
BTM	Betäubungsmittel
BtMG	Betäubungsmittelgesetz
BtMVV	Betäubungsmittel-verschreibungsverordnung
BTX	Botulinumtoxin
BU	Berufsunfähigkeit
BVG	Bundesversorgungsgesetz
BW	Bilateral Weakness
BWR	Bewertungsrelation
BZ	Blutzucker
BZD	Benzodiazepin
BZRA	Benzodiazepin-Rezeptor-Agonisten
C	Compliance
c	clinical
C1-INH	C1-Esterase-Inhibitor
Ca	Karzinom
CA	1. Cancer Antigen 2. Chefarzt 3. Compressed Analog
CAEP	Cortical Auditory Evoked Potentials

CANS	Central Auditory Nervous System
CAP	Compound Action Potential
(C)APD	(Central) Auditory Processing Disorder
CASPER	Computer Assisted Speech Perception Evaluation and Training
CAST	1. Cellular Antigen Stimulation Test 2. Computer-Aided Speechreading Training
CATS	Computer-Assisted Tracking Simulation
CAW	Chefärztliche Wahlbehandlung
CC	Common Cold
CCCRC	Connecticut Chemosensory Clinical Research Center
CCG	Kraniokorporografie
CCP	zyklische citrullinierte Peptide
CCSIT	Cross Cultural Smell Identification Test
CCT	kraniale Computertomografie
CD	Cluster of Differentiation
CDMA	Code Division Multiple Access
CE	Crista ethmoidalis
CF	1. Carrier Frequency 2. Characteristic Frequency 3. Cystic Fibrosis
CFA	Continuous Flow Adapter
CFS	Chronic Fatigue Syndrom
CFT	Culture Fair Intelligence Test
CG	Crista galli
CHAPS	Children's Auditory Performance Scale
CHARGE	Coloboma, Heart Anomaly, Choanal Atresia, Retardation, (Uro)Genital and Ear Anomaly
CHAT	Checklist for Autism in Toddlers
CHEP	Kriko-Hyoid-Epiglottopexie
CHILD	Children's Home Inventory of Listening Difficulties
ChIP	Children's Implant Profile
CHP	Krikohyoidpexie
CHR	chronisch-hyperplastische Rhinosinusitis
CHS	chronisch-hyperplastische Rhinosinusitis
CI	1. Cochlea-Implantat 2. Concha inferior
CIC	Completely in Canal
CID	Central Institute for the Deaf
CIS	1. Carcinoma in situ 2. Continuous Interleaved Sampling
CISS	Constructive Interference in Steady State Sequence
CM	1. Cochlear Microphonic 2. Concha media
CMD	Kraniomandibuläre Dysfunktion
CMI	Case Mix Index
CMOS	Complementary Metal Oxide Semiconductor

CMS	kraniomandibuläres System
CMV	Cytomegalie-Virus
CN	Cranial Nerve
CNC	Consonant-nucleus-consonant
CNG	Computernystagmografie
CO	Canalis opticus
COAT	Characteristics of Amplification Tool
COM	Chronic Otitis Media
COPD	Chronic Obstructive Pulmonary Disease
COR	1. Cervico-Ocular Reflex 2. Conditioned Orientation Reflex
CORFIG	Coupler Response for Flat Insertion Gain
COSI	Client Oriented Scale of Improvement
COW	Children's Outcome Worksheet
CPA	Conditioned Play Audiometry
CPAP	Continous Positive Airway Pressure
CPHI	1. Communication Profile for the Hearing Impaired 2. Communication Profile Hearing Inventory
CPM	Coloured Progressive Matrices
CPR	kardiopulmonale Reanimation
CRM	Canalith Repositioning Maneuver
CROS	Contralateral Routing of Signals
CRP	1. Canalith Repositioning Procedure 2. C-reaktives Protein
CRS	chronische Rhinosinusitis
CSF	Cerebrospinal Fluid
CSOM	Chronic Suppurative Otitis Media
CST	Connected Speech Test
CT	1. Compression Treshold 2. Computertomografie (-gramm)
CUP	Carcinoma of Unknown Primary
CVR	1. cervikovestibulärer Reflex 2. Consonant-to-Vowel Ratio
CVS	Zervikalsyndrom
CWD	Canal Wall Down
d	Tag (lat. „dies")
DAI	Direct Audio Input
DAVID	Dynamic Audio Video Interactive Device
dB	Dezibel
DBL	Deutscher Bundesverband für Logopädie
DBVPP	Deutscher Berufsverband für Phoniatrie und Pädaudiologie
DCN	Dorsal Cochlear Nucleus
DD	Differenzialdiagnose
DDHS	Direct Drive Hearing System
DEST	Dyslexia Early Screening Test

DFT	Discrete Fourier Transform
DGA	Deutsche Gesellschaft für Audiologie
DGPP	Deutsche Gesellschaft für Phoniatrie und Pädaudiologie
DGS	1. Deutsche Gebärdensprache 2. Deutsche Gesellschaft für Sprachheilpädagogik
DGSB	Deutsche Gesellschaft für Schädelbasischirurgie
DGSM	Deutsche Gesellschaft für Schlafforschung und Schlafmedizin
DGSS	Deutsche Gesellschaft für Stimm- und Sprachheilkunde
DGZS	Deutsche Gesellschaft für Zahnärztliche Schlafmedizin
DHI	Dizziness Handicap Inventory
DI	Directivity Index
DIAL	Developmental Index of Audition and Listening
DiffBB	Differezialblutbild
DIMDI	Deutsches Institut für Medizinische Dokumentation und Information
DKG	Deutsche Krankenhausgesellschaft
DKR	Deutsche Kodierrichtlinien
DM	Diabetes mellitus
DMAS	Deep Musculoaponeurotic System
DMP	Disease Management Program
DNL	Ductus nasolacrimalis
DNR	1. Digital Noise Reduction 2. Do Not Resuscitate
DP	Directional Preponderance
DPOAE	Distorsionsprodukte otoakustisch evozierter Emissionen
DRG	Diagnosis-Related Groups
DSA	digitale Subtraktionsangiografie
dsDNA	doppelsträngige Desoxyribonukleinsäure
DSI	Dysphonia Severity Index
DSL	Desired Sensation Level
DSP	digitaler Sprachprozessor
DTD	Diagnostischer Test Deutsch
DTL	Deutsche Tinnitus-Liga
DVA	Dynamic Visual Acuity
DZH	Deutsches Zentralregister für kindliche Hörstörungen
E	Entlassung
EA	1. Early Antigen 2. Eigenanamnese
EAC	External Auditory Canal
EAI	Endogene Arousal Index
EARS	Evaluation of Auditory Responses to Speech
EART	Electroacoustic Reflex Treshold
EAS	elektroakustische Stimulation

EASM	European Academy of Sleep Medicine
EAST	Enzym-Allergo-Sorbent-Test
EBL	Endobrowlift
EBM	1. einheitlicher Bewertungsmaßstab 2. Evidence-Based Medicine
EBNA	Epstein-Barr-nukleäres Antigen
EBV	Epstein-Barr-Virus
ECHO	Expected Consequences of Hearing Aid Ownership
ECNG	Elektrocomputer-nystagmografie
ECochG	Elektrocochleografie
ECoch-Gm	Elektrocochleogramm
ECP	Eosinophil Cationic Protein
EE	External Ear
EEG	Elektroenzephalografie/(-gramm)
EEM	Erythema exsudativum multiforme
EFAS	European Federation of Audiology Societies
EHDI	Early Hearing Detection and Intervention
eHL	Estimated Hearing Level
EK	1. Erythrozytenkonzentrat 2. Ethikkommission
EL	Ersatzlaut
ELF	Early Listening Functioning
ELFRA	Elternfragebogen für die Früherkennung von Risikokindern
ELISA	Enzyme-Linked Immunosorbent Assay
ELS	European Larnygological Society
EM	Erwerbsminderung
EMG	Elektromyografie/(-gramm)
ENG	Elektronystagmographie
EOAE	Evoked otoacoustic emission
EOG	1. Elektrookulogramm 2. Elektroolfaktogramm
EP	evoziertes Potenzial
EPAP	Expiratory Positive Airway Pressure
EPR	Expiratory Pressure Relief
ERA	Evoked Response Audiometry
ERG	Elektroretinogramm
ERP	Event-Related Potential
Er:YAG	Erbium-Yttrium-Aluminum-Granat(-Laser)
ESD	Electrostatic Discharge
ESGRAF	evozierte Sprachdiagnose grammatischer Fähigkeiten
ESP	Early Speech Perception
ESRS	European Sleep Research Society
ESS	Epworth Sleepiness Scale
ESWL	extrakorporale Stoßwellenlithotripsie

ETM	exzessive transiente Muskelakvitität
ETOC	European Test of Olfactory Capabilities
EUFOS	European Federation of Oto-Rhino-Larnygological Societies
EUHA	Europäische Union der Hörgeräteakustiker
f	Frequenz
FA	1. Facharzt 2. Familienanamnese
FAPCI	Functioning after Pediatric Cochlear Implantation
FAPI	Functional Auditory Performance Indicators
FB	Frontobasis
FBC	Feedback Path Cancellation
FB-SK	Fragebogen zu schlafbezogenen Kognitionen
FDG	Flurodesoxyglukose
FDRC	Full Dynamic Range Compression
FEEST	Flexbile Endoscopic Evaluation of Swallowing with Sensory Testing
FEPS	Fragebogen zur Erfassung von Persönlichkeitsmerkmalen bei Schlafstörungen
FESS	Functional Endoscopic Sinus Surgery
FEV_1	forciertes exspiratorisches Volumen in 1 sec
FEW	Family Expectation Worksheet
FF	Frühförderung
ff E	fachfremde Erkrankung
FFP	Fresh Frozen Plasma
FH	Frankfurter Horizontale
FiO_2	fraktionelle inspiratorische Sauerstoffkonzentration
FK	Fremdkörper
FL	Facelift
FLE	Functional Listening Evaluation
FM	Frequency Modulation
FMT	Floating Mass Transducer
FNB	Feinnadelbiopsie
FO	Fossa olfactoria
FSL	Fissura sacci lacrimalis
FSM	Fragebogen zur Erfassung von Schläfrigkeit und Müdigkeit
FTA-Abs	Fluoreszenz-Treponemen-Absorptions-Test
FVC	forcierte Vitalkapazität
G	Grading
g.ä.R.	gegen ärztlichen Rat
GA	Gutachten
GB	Gaumenbogen
GBI	Glasgow Benefit Inventory
GdB	Grad der Behinderung
GdS	Grad der Schädigungsfolgen
GEP	gustatorisch evozierte Potenziale
GERD	Gastro-Esophageal Reflux Disease

GERL	Gastro-Esophageal Reflux Laryngitis
GFW	Goldman-Fristoe-Woodcock (Diagnostic Auditory Discrimination Test)
GG	Gehörgang
Ggl.	Ganglion
GGW	Gehörgangswand
GHABP	Glasgow Hearing Aid Benefit Profile
GHSI	Glasgow Health Status Inventory
GKV	Gesetzliche Krankenversicherung
GL	Grundlamelle
Gl.	Glandula
GM	German Modification
GNE	Glottal-to-Noise Excitation Ratio
GOÄ	Gebührenordnung für Ärzte
GSM	1. Gaumensegelmyoklonus 2. Glandula submandibularis 3. Global System for Mobile Communications
GTEM	Gigahertz Transverse Electromagnetic
gtt.	Tropfen (lat. gutta)
GUV	Gesetzliche Unfallversicherung
h	Stunde (lat. „hora")
HA	Hearing Aid
HAES	Hydroxyethylstärke
HANA	Hearing Aid Needs Assessment
HAPI	Hearing Aid Performance Inventory
HASE	Heidelberger Auditives Screening in der Einschulungsuntersuchung
HASS	Hearing Aid Satisfaction Survey
HAT	Hearing Assistance Technology
HAUQ	Hearing Aid User's Questionnaire
HAV	Hepatitis-A-Virus
HBS	High Brainstem
HBV	Hepatitis-B-Virus
HCV	Hepatitis-C-Virus
HDAN	Hearing Demand, Ability, and Need Profile
HdO	hinter dem Ohr
HES	Hydroxyethylstärke
HF	hintere Fontanelle
HFA	High Frequency Average
HG	Hörgerät
HGA	1. Hörgeräteakustiker 2. Hörgeräteanpassung
HGE	Hörgeräteeinstellung
HGV	Hörgeräteversorgung
HHIA	Hearing Handicap Inventory for Adults
HHIE	Hearing Handicap Inventory for Elderly
HHS	Hearing Handicap Scale
HHT	hereditäre hämorrhagische Teleangiektasie

HHV	humanes Herpesvirus
HI	Hearing Impaired
HINT	Hearing in Noise Test
HIT	Heparin-induzierte Thrombopenie
HIV	Human Immunodeficiency Virus
HL	Hearing Level
HLA	humanes Leukozytenantigen
HLAD	Heidelberger Lautdifferenzierungstest
HM	Hörminderung
HMS	Hearing Measurement Scale
HNO	Hals-Nasen-Ohrenheilkunde
hOR	Human Olfactory Receptor
HOT	Hyperbaric Oxygen Therapy
HP	1. Heilpädagogik 2. Hypophyse
HPD	Hearing Protective Device
HPI	Hearing Performance Inventory
HPV	humanes Papilloma-Virus
HRA	Histamin Release Assay
HRQOL	Health-Related Quality of Life
HS	1. Hinteres Siebbein 2. Hörscreening
HSA	Hustensaft
HSC	Horizontal Semicircular Canal
HSET	Heidelberger Sprachentwicklungstest
HSM	Hochmair-Schulz-Moser (-Satztest)
HSV	Herpes-simplex-Virus
HTA	Halstabletten
HTL	Hearing Treshold Level
HVM	Honorarverteilungsmaßstab
HVT	Hörverstehenstest
HVZ	Hörverlust für Zahlen
HW	1. Halswirbel 2. Hinterwand
HWK	Halswirbelkörper
HWS	Halswirbelsäule
HWZ	Halbwertszeit
HZ	Haller-Zelle
Hz	Hertz
I	Inspektion
IA	invasive Aspergillose
IALP	International Association of Logopedics and Phoniatrics
IBT	integrative Bewegungstherapie
i.c.	intrakutan
ICD	International Classification of Disease
ICF	International Classification of Functioning, Disability, and Health
ICRA	International Collegium of Rehabilitative Audiology
ICSD	International Classification of Sleep Disorders
ICU	Intensive Care Unit

ICW	Intact Canal Wall
i.d.	im Hause (lat. „in domo")
IDIS	Inventar diagnostischer Informationen bei Sprachentwicklungsauffälligkeiten
IdO	in dem Ohr
IE	1. Infundibulum ethmoidale 2. Inner Ear
IEEE	Institute of Electrical and Electronics Engineers
IEI	Idiopathic Enviroumental Intolerance
IFC	Interval-forced Choice (Test)
IFOS	International Federation of Oto-Rhino-Larnygological Societies
IgA	Immunoglobulin A
IGeL	Individuelle Gesundheitsleistung
IgG	Immunoglobulin G
IHAFF	Independent Hearing Aid Fitting Form
IHC	Inner Hair Cells
IHZ	innere Haarzellen
IL	Interleukin
ILD	Intelligibility Level Difference
i.m.	intramuskulär
ImPAP	Impulse Modulated Positive Airway Pressure
imRT	intensitätsmodulierte Radiotherapie
INR	International Normalized Ratio

IOI-HA	International Outcome Inventory for Hearing Aids
IOM	intraoperatives Monitoring
IOS	Innenohrschwerhörigkeit
IPAP	Inspiratory Positive Airway Pressure
IR	idiopathische Rhinitis
IRLS	1. International Restless Legs Syndrome Study Group 2. International Restless Legs Syndrome Severity Scale
IRMA	Immunoradiometric Assay
IROS	Ipsilateral Routing of Signals
i.s.	in situ
ISHL	Idiopathic Sudden Hearing Loss
ITD	In the Drawer
ITE	In the Ear
IT-MAIS	Infant Toddler Meaningful Auditory Integration Scale
ITU	International Telecommunications Union
IV	integrierte Versorgung
i.v.	intravenös
J	Jewett
JA	Jetztanamnese
JB	Jetztbefund
JCIH	Joint Committee on Infant Hearing
JLNS	Jervell-Lange-Nielsen-Syndrom
KBH	Keilbeinhöhle
KBR	Komplementbindungsreaktion

KBV	Kassenärztliche Bundesvereinigung
KBW	Kleinhirnbrückenwinkel
KEMAR	Knowles Electronics Manikin for Acoustic Research
KG	Körpergewicht
KH	1. Kieferhöhle 2. Krankenhaus
KHG	Krankenhausfinanzierungsgesetz
KHK	koronare Herzkrankheit
KIS	Krankenhausinformationssystem
KISTE	Kindersprachtest für das Vorschulalter
KK	Kehlkopf
KL	Knochenleitung
KLS	Knochenleitungsschwelle
KM	Kontrastmittel
Ko	Kontrolle
KÖW	Kieferöffnungswinkel
KOF	Körperoberfläche
KP	Kanthopexie
Kps.	Kapsel
KPT	Kalium-Titanyl-Phosphat (-Laser)
KS	1. Klopfschmerz 2. Kopfschmerz
KTC	Keirsey Temperament Sorter
KV	Kassenärztliche Vereinigung
KW	Kieferwinkel
L	Lymphgefäßinvasion

LA	Lokalanästhesie
LACE	Listening and Auditory Communication and Enhancement
LAD	Language Acquisition Device
LAP	Lymphadenopathie
LARR	Test of Emergent Literacy
LAUP	Laser-assistierte Uvulapalatoplastik
LBG	lautsprachbegleitende Gebärden
LBS	Low Brainstem
LBT	Lautbildungstest für Vorschulkinder
LC	Lamina cribrosa
LD	letale Dosis
LDL	Loudness Discomfort Level
LDV	Laser Doppler Vibrometry
LE	1. Laryngektomie 2. Loudness Equalization 3. Lungenembolie
LGOB	Loudness Growth by Octave Band
li.	links
LIFE	Listening Inventory for Education
LISST	Landecker Inventar für Schlafstörungen
LK	Lymphknoten
LKG	Lippen-Kiefer-Gaumen
LL	1. Lidloading 2. Luftleitung

LLAEP	Long Latency Auditory Evoked Potential
LLLT	Low Level Laser Therapy
LLR	Long Latency Response
LLS	Luftleitungsschwelle
LN	Loudness Normalization
LNT	Lexical Neighbourhood Test
LOA	leitender Oberarzt
LOC	Lateral Olivocochlear Neurons
LOT	Lateral Olfactory Tract
LP	Lamina papyracea
LPR	1. laryngopharyngealer Reflux 2. Laryngitis posterior
LSC	Lateral Semicircular Canal
LSO	Lateral Superior Olivary Complex
LSV	Landauer Sprachentwicklungstest für Vorschulkinder
LSVT	Logopädischer Sprachverständnistest
LTASS	Long-Term Average Speech Spectrum
LVAS	Large Vestibular Aqueduct Syndrom
M	Metastase
M.	1. Morbus 2. Musculus
MA	Medikamentenanamnese
MAARS	Mainstream Amplification Resource Room Study
MAC	Mininum Auditory Capabilities
MAEP	Middle Latency Auditory Evoked Potentials
MAIS	Meaningful Auditory Integration Scale
MALT	Mucosa Associated Lymphatic Tissue
MBTI	Myer Briggs Type Indicator
MCIL	Minimum Contralateral Interference Level
MCL	Most Comfortable Level
MCS	Multiple Chemical Sensitivity
MDC	Main Diagnosis Category
MdE	Minderung der Erwerbsfähigkeit
MDK	Medizinischer Dienst der Krankenkassen
ME	Middle Ear
MEF	maximaler exspiratorischer Fluss
MEI	Middle Ear Implant
MEIHD	Middle Ear Implantable Hearing Device
MEML	Minimum Effective Masking Level
MEN	multiple endokrine Neoplasie
MeSH	Medical Subject Headings
MET	Middle Ear Transducer
MFS	myofunktionelle Störung
MGB	Medial Geniculate Body
MGF	Mittelgesichtsfraktur
MHC	Major Histocompatibility Complex

MI	Myokardinfarkt
MIST	Middle Infant Screening Test
MKG	Mund-Kiefer-Gesichts-chirurgie
MLAEP	Middle Latency Auditory Evoked Potential
MLB	Monaural Loudness Balancing
MLD	Masking Level Difference
MLE	Mikrolaryngoendoskopie
MLNT	Multisyllabic Lexical Neighbourhood Test
MLP	Modified Linear Prescription
MLS	1. Mikrolaryngoskopie 2. Multi Level Surgery
MML	Mininum Masking Level
MOC	Medial Olivocochlear Neurons
mOR	Mouse Olfactory Receptor
MPANL	Maximum Permissible Ambient Noise Level
MPG	Medizinproduktegesetz
MPO	Maximum Power Output
MRA	Magnetresonanzangiografie
MRI	Magnetic Resonance Imaging
MRM	Musculus rectus medialis
MRSA	Methicillin-resistenter Staphylococcus aureus
MRT	Magnetresonanztomografie/(-gramm)
MSG	Maximum Stable Gain
MSK	Menière-Symptomenkomplex
MSLT	multipler Schlaflatenz-Test
MSO	Medial Superior Olivary Complex
MSVK	Marburger Sprachverständnistest
MTT	Medizinische Trainingstherapie
MU	Mouse Units
MUSS	Meaningful Use of Speech Scale
MVD	Microvascular Decompression
MVP	Münchner Verständlichkeitsprofil
MVZ	medizinisches Versorgungszentrum
MW	Morbus Wegener
MWT	multipler Wachbleibetest
N	1. negativ 2. Node, Nodus (Lymphknoten) 3. Schlafstadium (N1–N3)
n	normal
N.	Nervus
NAB	Nasenatmungsbehinderung
NAD	National Association of the Deaf
NAEL	National Association of Earmold Laboratories
NAFDA	National Association of Future Doctors of Audiology
NAL	National Acoustic Laboratories
NAL-NL1	National Acoustic Laboratories' Nonlinear Fitting Procedure, Version 1
NAP	Nervenaustrittspunkt

NARES	Non-Allergic Rhinopathia with Eosinophilia Syndrome
NBN	Narrowband Noise
NC	Noise Criteria
Ncl.	Nucleus
nCPAP	Nasal Continous Positive Airway Pressure
ND	Neck Dissection
NDT	Noise Detection Treshold
Nd:YAG	Neodym-dotierter Yttrium-Aluminium-Granat(-Laser)
NED	No Evidence of Disease
NF	1. Nasenflügel 2. Neurofibromatose 3. Notfall
NH	Normal Hearing
NHH	Nasenhaupthöhle
NHL	Non-Hodgkin-Lymphom
nHL	Normalized Hearing Level
NI	Nervus infraorbitalis
NiCd	Nickel-Cadmium
NIH	National Institute of Health
NiMH	Nickel-Metallhydrid
NITTS	Noise Induced Temporary Treshold Shift
NL	Non Linear
NNE	Normalized Noise Energy
NNH	Nasennebenhöhlen
NO	1. Nervus opticus 2. Stickstoffmonoxid
NOE	Nasoolfaktorische Emissionen
n of m	Number of Maxima
NOS	Stickstoffmonoxid-Synthase
NOSE	Nasal Obstruction Symptom Evaluation
NP	1. Nasenpolyp 2. Nasenpyramide
NPA	Nasenpyramidenaufrichtung
Npfl	Nasenpflege
NPI	Nasopharynxinspektion
NR	Nasenrücken
NRI	Neural Response Imaging
NRR	1. Nasenrachenraum 2. Noise Reduction Rating
NRT	Neural Response Telemetry
NS	1. Nasensalbe 2. Nasenspray
NSA	Nasensalbe
NSAID	Nonsteroidal Antiinflammatory Drugs
NSAR	nichsteroidale Antirheumatika
NSHL	Nonsyndromic Hearing Loss
NST	1. Natural Sound Technology 2. Nonsense Syllable Test
NTE	Nontest Ear
NTS	Nucleus tractus solitarii
NU-6	Nortwestern University 6
NU-Chips	Northwestern University Children's Perception of Speech
NW	1. Nachweis 2. Nebenwirkung

OA	Oberarzt
OAE	1. Ohr-Augen-Ebene 2. otoakustische Emissionen
OAK	orale Antikoagulation
o.B.	ohne (pathologischen) Befund
OCB	Olivocochlear Bundle
OCL	Output Compression Limiting
OE	Otitis externa
ÖGD	Ösophagogastro-duodenskopie
OEP	olfaktorisch evoziertes Potenzial
o.f.	orbitofrontal
OHC	Outer Hair Cells
OK	Oberkiefer
OKAN	optokinetischer After-nystagmus
OKN	optokinetischer Nystagmus
OKW	Ohrklappenwechsel
OL	Oberlid
Olkisa	Oldenburger Kindersatztest
Olsa	Oldenburger Satztest
OM	1. Ohrmuschel 2. Otitis media
o.m.	orbitomental
OMA	Otitis media acuta
OMB	Outcome Measures Battery
OMC	Otitis media chronica
OMD	oromandibuläre Dystonie
OME	Otitis Media with Effusion
OMP	Olfactory Marker Protein

OMR	Ohrmuschelrekonstruktion
ONZ	Onodi-Zelle
OP	Operation
o.p.B.	ohne pathologischen Befund
OPG	Orthopantomogramm
OPS	Operationen- und Prozedu-renschlüssel
OPSL90	Output Sound Pressure Level (with a) 90 dB (Input Signal)
OR	Olfactory Receptor
ORN	Olfactory Receptor Neuron
ORSA	Oxacillin-resistenter Staphy-lococcus aureus
OS	Otosklerose
OSA	obstruktive Schlafapnoe
OSAS	obstruktives Schlafapnoe-Syndrom
OSM	Ostium sinus maxillaris
OSS	Ostium sinus sphenoidalis
OT	1. Ohrentropfen 2. Osler-Test
P	positiv
p	1. pathohistologisch 2. Pressure
PAL	Profile of Aided Loudness
PAMS	Perceptual Analysis Measurement System
PAN	Positional Alcohol Nystagmus
PAP	Pyrmonter Aussprache-prüfung
PAPP	Pyrmonter Analyse phonolo-gischer Prozesse

PARF	Play Audiometry Reinforcement Using Flashlights
PAS	Posterior Airway Space
PB	Phonetically Balanced
PBK	Phonetically Balanced Kindergarten
p.c.	nach dem Essen (lat. „post cenam")
PC	1. Parazentese 2. Peak Clipping
PCA	Patient Controlled Analgesia
PCCL	Patient Clinical Complexity Level
PCR	Polymerase Chain Reaction
PD	1. Paukendrainage 2. Privatdozent
PDS	Polydioxanon
PDT	photodynamische Therapie
PE	Probeexzision
PEAQ	Perceptual Evaluation of Audio Quality
PEC	Plattenepithelkarzinom
PEEP	Positive Endexpiratory Pressure
PEF	Peak Expiratory Flow
PEG	perkutane endoskopische Gastrostomie
PEMO-Q	Perception Model based Quality Estimation
PEP	Peak-to-Peak Equivalent
PESQ	Perceptual Evaluation of Speech Quality
PET	1. Positronenemissionsetomografie 2. Psycholinguistischer Entwicklungstest
PEW	Patient Expectation Worksheet
PG	Polygrafie
pH	Pondus Hydrogenii
PHAB	Profile of Hearing Aid Benefit
PHAP	Profile of Hearing Aid Performance
PI	Performance Intensitiy
PIHA	Partially Implantable Hearing Aid
PIPSL	Performance Inventory for Profound and Severe Loss
PKD2L1	Polycystic Kidney Disease 2-Like 1 (Ion Channel)
PKV	Private Krankenversicherung
PLAKSS	psycholinguistische Anamnese kindlicher Sprechstörungen
PLF	Perilymphfistel
PLM	Periodic Leg Movements
PLMS	Periodic Leg Movements in Sleep
PML	Pectoralis-major-Lappen
PMR	Progressive Muskelrelaxation
PN	Provokationsnystagmus
p.o.	über den Mund, oral (lat. „per os")
PORP	Partial Ossicular Replacement Prosthesis

post.	Posterior
PP	1. Pflegepersonal 2. Privatpatient
PPSB	Prothrombin, Prokonvertin, Stuart-Prower-Faktor, antihämophiler Faktor B
PR	Paukenröhrchen
Proc.	Processus
PROS	Pressure Relief Otosystem
PSC	Posterior Semicircular Canal
PSG	Polysomnografie
PSQI	Pittsburgher Schlafqualitätsindex
PSQM	Perceptual Speech Quality Measure
PST	1. Post-Stimulus Time 2. pupillografischer Schläfrigkeitstest
PTA	Peritonsillarabszess
PU	Processus uncinatus
PVCN	Posterior Ventral Cochlear Nucleus
PVK	peripherer Venenkatheter
PVT	1. Physical Volume Rest 2. psychomotorischer Vigilanztest
PVV	Positive Venting Value
PW	Pulsed Wave
PZ	Parazentese
R	1. REM-Schlafstadium 2. Residualtumor
R.	Ramus
RAI	Respiratory Arousal Index
RAST	Radioallergosorbent-Test
RASTI	Rapid Speech Transmission Index
RAUP	Radiofrequenz-assistierte Uvulopalatoplastik
RBD	REM Behavior Disorder
RBH	Rauigkeit/Behauchtheit/Heiserkeit
RC	Room Criteria
RDE	Rion Device E-Type
RDI	Respiratory Disturbance Index
RDLS	Reynell Developmental Language Scales
Re	1. Revision 2. Rezidiv
re.	rechts
REA	Right Ear Advantage
REAG	Real Ear Aided Gain
REAR	Real Ear Aided Response
REAT	Real Ear Attenuation at Treshold
RECD	Real Ear-to-Coupler Difference
REDD	Real Ear-to-Dial Difference
REIG	Real Ear Insertion Gain
REM	1. Rapid Eye Movements 2. Real Ear Measurements
REOG	Real Ear Occluded Gain
REOR	Real Ear Occluded Response
RERA	Respiratory Effort Related Arousal
RESR	Real Ear Saturation Response

RETFL	Reference Equivalent Threshold Force Level
RETSPL	Reference Equivalent Treshold Sound Pressure Level
REUG	Real Ear Unaided Gain
REUR	Real Ear Unaided Response
RF	1. Radiofrequenz 2. Recessus frontalis 3. Rheumafaktoren 4. Risikofaktor 5. rundes Fenster
RFA	Radiofrequenzablation
RFITT	Radiofrequenz-induzierte Thermotherapie
RF-TT	Radiofrequenz-Tonsillotomie
RGDT	Random Gap Detection Test
Rhino	Rhinomanometrie
RHS	Rettungshubschrauber
RHW	Rachenhinterwand
RI	Residual Inhibition
RIC	Receiver in Canal
RIO	Recessus infraopticus
RIST	Radioimmunosorbent-Test
RITE	Receiver in the Ear
RKV	Randkantenverschiebung
RL	Rote Liste
RLS	Restless Legs Syndrome
RLS-DI	Restless-Legs-Syndrome-Diagnose-Index
RLST	Relaxed Skin Tension Lines
RMM	Rhinomanometrie
rOR	Rat Olfactory Receptor
Rp.	Rezept
RPR	Rapid Protein Reagin (Test)
RR	1. Blutdruck (Riva-Rocci) 2. Resektionsrand
RRM	Rhinoresistometrie
RSETS	Relative Simulated Equivalent Telephone Sensitivity
RSV	Respiratory Syncytial Virus
RT	1. Recessus terminalis 2. Release Time
RTG	Reference Test Gain
RTS	Reference Test Setting
RWEM	Round Window Electromagnetic System
S	1. Septum nasi 2. Spontanatmung
s.	1. sive (lat. „oder wenn") 2. siehe
SA	Sozialanamnese
SAC	Seld Assessment of Communication
SADL	Satisfaction with Amplification in Daily Life
SAEP	Slow Auditory Evoked Potentials
SAS	Simultaneous Analog Strategy
SAT	Speech Awareness Treshold
SB	Sprachbefund
SBAS	schlafbezogene Atemstörung
SBB	Siebbein
SBR	Schmalbandrauschen
s.c.	subkutan

SCC	Squamous Cell Carcinoma
SCDS	Superior Canal Dehiscence Syndrom
SCIT	subkutane spezifische Immuntherapie
SCM	Musculus sternocleidomastoideus
SCN	Nucleus suprachiasmaticus
SCREEMIK	Screening der Erstsprachfähigkeit bei Migrantenkindern
SD	1. Schilddrüse 2. spasmodische Dysphonie
SDL	Septumdeviation nach links
SDR	Septumdeviation nach rechts
SE	1. Schallempfindung 2. Sprachentwicklung
SEI	Sleep Efficiency Index
SES	Sprachentwicklungsstörung
SE-SH	Schallempfindungs-Schwerhörigkeit
SETK 2	Sprachentwicklungstest für 2-jährige Kinder
SETK 3-5	Sprachentwicklungstest für 3- bis 5-jährige Kinder
SEV	1. Screeningverfahren zur Erfassung von Sprachentwicklungsverzögerungen 2. Sprachentwicklungsverzögerung
SF	Sinus frontalis
SF-36	Short Form 36
SFD	Sprachstandsüberprüfung und Förderdiagnostik für Ausländer- und Aussiedlerkinder
SFOAE	Stimulus-Frequency Otoacoustic Emissions
SG	Störgeräusch
SGB	Sozialgesetzbuch
SGG	Sozialgerichtsgesetz
SH	1. Schwerhörigkeit 2. Stirnhöhle
SHAPI	Shortened Hearing Aid Performance Inventory
SHAPIE	Shortened Hearing Aid Performance Inventory for the Elderly
SH-FF	Schwerhörigen-Frühförderung
SHL	Syndromatic Hearing Loss
SHT	Schädel-Hirn-Trauma
SIFTER	Screening Instrument for Targeting Educational Risks
SII	Speech Intelligibility Index
SIMEHD	Semi-Implantable Middle Ear Electromagnetic Hearing Device
SIN	Speech in Noise
SISI	Short Increment Sensitivity Index
SISMIK	Sprachverhalten und Interesse an Sprache bei Migrantenkindern in Kindertageseinrichtungen
SL	1. Schallleitung 2. Schlaflabor 3. Sensation Level 4. Septumleiste 5. Stimmlippe
SLIT	sublinguale Immuntherapie

SLR	Short Latency Response
SLS	Schallleitungs-Schwerhörigkeit
SL-SH	Schallleitungs-Schwerhörigkeit
SLT 4	Sprachleistungstest für 4. Klassen
SM	Sinus maxillaris
SMAS	subkutanes muskuloaponeurotisches System
SMT	1. Sauerstoffmehrschritttherapie 2. Sniff Magnitude Test
SND	Sinunasale Dysosmie
SNOT	Sinunasal Outcome Test
SNR	Signal-to-Noise Ratio
SO	Sulcus olfactorius
SOAC	Significant Other Assessment of Communication
SOAE	spontane otoakustische Emissionen
SOL	Sleep Onset Latency
Sono	Sonogramm
SOREM	Sleep Onset REM
SOT	Sensory Organization Test
SP	Septumplastik
SPAC	Speech Pattern Contrast (Test)
SPEAK	Spectral Peak Coding
SPECT	Single Photon Emission Computer Tomography
SPIN	Speech Perception in Noise
SPL	Sound Pressure Level
SPLITS	Sound Pressure Level in Inductive Telephone Simulator
SPN	Spontannystagmus
SPRINT	Speech Recognition Interpretation (Chart)
SPT	Sleep Period Time
SR	Stapediusreflex
SRA	sprachliche Reaktivierung bei Aphasien
S-REM	Simulated Real Ear Measurements
SRP	Septorhinoplastik
SRT	Speech Recognition Treshold
SS	1. Schnellschnitt 2. Sinus sigmoideus 3. Sinus sphenoidalis 4. Spontansprache
SSI	Synthetic Sentence Identification
SSN	Speech-Spectrum Noise
SSNHL	Sudden Sensorineural Hearing Loss
SSOAE	Synchronized Spontaneous Otoacoustic Emission
SSQ	Speech Hearing, Spatial Hearing and Qualities of Hearing Questionnaire
SSS	Stanford Sleepiness Scale
SSV	Sprachscreening für das Vorschulalter
SSW	1. (Katz's) Staggered Spondaic Word (Test) 2. Schwangerschaftswoche

STAT	Supratreshold Adaption Test
StGB	Strafgesetzbuch
STI	Speech Transmission Index
STL	Sound Transmission Loss
supp.	Suppositorium
SV	Sprachverständnis
SVS	Sprachverständlichkeits-schwelle
SVT	Sinusvenenthrombose
SVV	subjektive visuelle Vertikale
SY	Syndrom
T	1. Therapie 2. Timed 3. Tumor
TAC	Test of Auditory Compression
TAP	Testbatterie zur Aufmerksamkeitsprüfung
TASB	Test zur automatisierten Schnellbenennung
Tbl.	Tablette
TDD	Telecommunication Devices for the Deaf
TDMA	Time Division Multiple Access
TE	1. Test Ear 2. Tonsillektomie
TEN	Treshold Equalizing Noise (Test)
TENS	transkutane elektrische Nervenstimulation
TEOAE	transitorisch evozierte otoakustische Emissionen
TF	1. Tinnitusfragebogen 2. Trommelfell
TGK	Testbatterie grammatische Kompetenz
THD	Total Harmonic Distortion
TIB	Time in Bed
TICA	Totally Implantable Cochlear Amplifier
TILL	Treble Increase at Low Levels
TIM	tinnituszentrierte Musik-therapie
TK	Treshold Kneepoint
TKMS	Transkranielle Magnet-stimulation
TL	Temporal Lobe
TLA	Therapeutische Lokalanästhesie
TM	Tympanic Membrane
TMD	Tympanic Membrane Displacement
TMFS	Telephone Magnetic Field Simulator
TMJ	Temporomandibular Joint
TMO	Tubenmittelohr
TMP	Tymanic Membrane Perforation
TNM	Tumor/Nodes /Metastases
TOES	transorale Evaluation des Schluckakts
TORP	Total Ossicular Replacement Prosthesis
TP	Tympanoplastik

TPE	totale parenterale Ernährung
TPHA	Treponema-Hämagglutinations-Test
TPL	Tympanoplastik
TPP	Tympanometric Peak Pressure
TR	Taste Receptor
TROCA	Tangible Reinforcement Operant Conditioning Audiometry
TROG	Test for the Reception of Grammar
TRT	Tinnitus-Retrainingstherapie
TSA	Trockensaft
TST	Total Sleep Time
TT	1. Taschentuch 2. Tonsillotomie 3. Tracheotomie
TTD	Treshold Tone Decay
TTS	Temporary Treshold Shift
TU	Tumor
TW	Tympanometric Width
TWV	Travelling Wave Velocity
U	Unit
UARS	Upper Airway Resistance Syndrom
UAW	unerwünschte Arzneimittelwirkung
UCL	Uncomfortable Loudness
UHA	Union der Hörgeräteakustiker
UICC	International Union against Cancer
UK	Unterkiefer
UL	Unterlid
ULL	Uncomfortable Loudness Level
UMAA	Utility Measures for Audiology Application
UPPP	Uvulopalatopharyngoplastik
UPSIT	University of Pennsylvania Smell Identification Test
US	Ultraschall
UVD	Unilateral Vestibular Deafferentation
UW	Unilateral Weakness
V	Veneninvasion
V.	1. Vene 2. Visite
V.a.	Verdacht auf
VASPC	Verbal Auditory Screening for Preschool Children
VAVAS	Verfahren zur Analyse von Ausprachestörungen
VC	1. Vitalkapazität 2. Vowel-Consonant (Test)
VCA	Viral Capsid Antigen
VCD	Vocal Cord Dysfunction
VCO	Voice Carry Over
VDRL	Venereal Disease Research Laboratory (Test)
v.e.d.	Vidit et dixit (lat. „er/sie sah (es) und sagte")
VEMP	Vestibular Evoked Myogenic Potentials
VFSS	videofluoroskopische Schluckstudie
VHI	Voice Handicap Index

VidSPAC	Video Speech Pattern Contrast
VNG	Videonystagmografie
VOG	Videookulografie
VON	Vomeronasalorgan
VOR	vestibulo okulärer Reflex
VRA	Visual Reinforcement Audiometry
VRSA	Vancomycin-resistenter Staphylococcus aureus
VRT	Vestibular Rehabilitation Therapy
VS	vorderes Siebbein
VSM	Visual Speech Mapping
VW	1. Verbandswechsel 2. Vorderwand
VZV	Varicella-zoster-Virus
W	Wachzustand
WDB	Wehrdienstbeschäftigung
WDRC	Wide Dynamic Range Compression
WDS	Word Discrimination Score
WFS	Wortfindungsstörung
WG	Wegener'sche Granulomatose
WHO	World Health Organization
WIPI	Word Intelligibility by Picture Identification
WK	Wirbelkörper
WN	Wahrnehmung
WRM	Wide Range Earmold
WS	1. Wirbelsäule 2. Wortschatz
WSP	Nucleus Wearable Speech Processor
WST	Wortschatztest
WT	Wiener Testsystem
WV	Wiedervorstellung
WW	Wortwahl
WWC	What's Wrong Card (Test)
X	keine Angabe möglich
XR	1. Expansion Ratio 2. X-Ray
ZA	Zahnarzt
z.A.	1. zum Ausschluss 2. zur Abklärung
ZAW	zentral-auditive Wahrnehmungsstörung
ZLT	Züricher Lesetest
Z.n.	Zustand nach
ZSA	zentrale Schlafapnoe
ZVK	zentraler Venenkatheter

A

B

C

G

H

M

N

O

P

R

S

T

U

V

W

X

Z

Programmübersicht

pockets

Akupunktur pocket	978-3-89862-291-2
Anamnese & Untersuchung pocket	978-3-89862-289-9
Anatomie fast	978-3-89862-276-9
Arzneimittel pocket 2012	978-3-89862-729-0
Arzneimittel pocket plus 2012	978-3-89862-730-6
Arzneimittel Infektionen pocket	978-3-89862-735-1
Arzneimittel Pädiatrie pocket	978-3-89862-249-3
Arzneimittel Phytotherapie pocket	978-3-89862-258-5
Arzneimittel Rettungsdienst p.	978-3-89862-292-9
Arzneimittel Therapie 09–10	978-3-89862-297-4
Austria Arzneimittel Pocket 2012	978-3-89862-736-8
Chirurgie fast	978-3-89862-261-5
Dermatologie pocket	978-3-89862-214-1
Differenzialdiagnose pocket	978-3-89862-280-6
EKG Fälle pocket	978-3-89862-266-0
EKG pocket	978-3-89862-732-0
GK3 Termini pocket	978-3-89862-226-4
Heilpraktiker Kompaktwissen	978-3-89862-734-4
Homöopathie pocket	978-3-89862-246-2
Homöopathie für Kinder pocket	978-3-89862-727-6
Labormedizin pocket	978-3-89862-726-9
Medizinisches Englisch pocket	978-3-89862-239-4
Medizinisches Französisch pocket	978-3-89862-264-6
Medizinisches Italienisch pocket	979-3-89862-265-3
Medizinisches Spanisch pocket	978-3-89862-240-0
Mensch Körper pocket	978-3-89862-712-2
Mensch Körper pocket XXL Band 1	978-3-89862-721-4
Mensch Körper pocket XXL Band 2	978-3-89862-722-1
Mensch Körper pocket XXL Band 3	978-3-89862-723-8
Mensch Körper XXL Band 1–3 Set	978-3-89862-724-5
Neurologie pocket	978-3-89862-253-0
Normalwerte pocket	978-3-89862-230-1
Notaufnahme Innere Medizin	978-3-89862-513-5
Notfallmedikamente pocket	978-3-89862-733-7
Physiotherapie pocket	978-3-89862-714-6
Pneumologie pocket	978-3-89862-279-0
Psychiatrie fast	978-3-89862-243-1
Wörterbuch Medizin pocket	978-3-89862-298-1

XXS pockets

Affektive Störungen XXS pocket	978-3-89862-527-2
Anästhesie XXS pocket	978-3-89862-519-7
Antiinfektiva XXS pocket	978-3-89862-534-0
Asthma XXS pocket	978-3-89862-517-3
COPD XXS pocket	978-3-89862-524-1
Diabetes mellitus XXS pocket	978-3-89862-539-5
Epilepsie XXS pocket	978-3-89862-541-8
Gastroenterologie XXS pocket	978-3-89862-508-1
Hämatologie XXS pocket	978-3-89862-510-4
Hypertonie XXS	978-3-89862-528-9
Impfungen XXS pocket	978-3-89862-523-4
Infektionen XXS pocket	978-3-89862-530-2
Kardiologie XXS pocket	978-3-89862-509-8
KHK XXS pocket	978-3-89862-522-7
Neurologie XXS pocket	978-3-89862-285-1
Organ. Transpl.medizin XXS pocket	978-3-89862-538-8
Pädiatrie XXS pocket	978-3-89862-537-1
Pankreas XXS pockt	978-3-89862-521-0
Pneumonie XXS pocket	978-3-89862-532-6
Regionalanästhesie XXS pocket	978-3-89862-520-3
Stroke XXS pocket	978-3-89862-535-7
Thrombose/Embolie XXS pocket	978-3-89862-525-8
Virologie XXS pocket	978-3-89862-526-5

pockettools und pocketflyer

Asthma/COPD pockettool	978-3-89862-315-5
DANI pockettool	978-3-89862-316-2
EKG pockettool	978-3-89862-314-8
EKG Lineal pockettool	978-3-89862-318-6
Med. Engl. pockettool	978-3-89862-317-9
Arterielle Hypertonie pocketflyer	978-3-89862-661-3
Diabetes pocketflyer	978-3-89862-659-0
EEG pocketflyer	978-3-89862-660-6
EMGNLG pocketflyer	978-3-89862-662-0